Victorine Boyer

Vivre en RÉMISSION D'UN CANCER

Victorine Boyer

Vivre en RÉMISSION D'UN CANCER

MANGO
éditions

-SOMMAIRE-

INTRODUCTION

En 2023, en France, on comptait plus de 433 000 cancers, dont 57 % des cas chez les hommes et 43 % chez les femmes… Chez ces dernières, le cancer du sein arrive devant le cancer colorectal, alors que chez les hommes, le cancer le plus fréquent est celui de la prostate.

Quand on est petit, on nous parle de l'enfance, de l'adolescence, puis de la vie d'adulte, comme si celle-ci allait suivre son cours sans intempéries.
Mais si notre vie, VOTRE vie, était chamboulée par la maladie, une maladie comme le cancer, que feriez-vous ? Parce que non, cela n'arrive pas qu'aux autres.

Je m'appelle Victorine, j'ai eu deux cancers : un cancer de l'utérus à 27 ans et un cancer du sein à 30 ans. Aujourd'hui, du haut de mes 32 ans, je vis dans l'après-cancer, cette période de rémission si difficile, dont personne ne parle.

En effet, il faut se rendre à l'évidence, quand on évoque le cancer, on parle essentiellement des traitements, des opérations, de la perte de cheveux, de la fatigue et de tellement d'autres choses encore qui concernent la maladie en elle-même.
Lorsque l'on vous annonce un cancer, vous êtes très vite pris en charge, les médecins essaient de faire de leur mieux pour réduire cette maladie au silence et, dans le meilleur des cas, pour vous donner la joie de compter de nombreuses années de vie supplémentaires.
Mais après…
Parlons-nous de l'après-maladie, de l'après-cancer ? Celui qui a bouleversé nos vies, nos relations, effrayé nos familles, mutilé nos corps ?

Cette période passée sous silence, c'est la rémission, un entre-deux qui dure cinq ans et qui représente une période extrêmement importante, parce qu'elle chamboule toute notre vie !
Comment reprendre notre existence où nous l'avons laissée ? Le cancer nous retire beaucoup de choses : le travail, les amis, les amours, les cheveux… et tellement plus !
Alors, que reste-t-il quand on en sort ? A-t-on envie de retourner à notre ancienne vie ? Comment aborder ce nouveau chapitre de notre existence ?
Autant de questions qui tournent dans nos têtes quand on entre en rémission et qui font partie d'une évolution très profonde.

Souffrir d'un cancer, ce n'est pas « simplement » combattre une maladie pour en sortir vainqueur, c'est aussi se transformer, évoluer, changer notre regard sur les choses et les gens, et aspirer à de nouvelles choses quand on en sort.
La maladie nous fait comprendre ce dont nous avons réellement envie, intimement besoin, et beaucoup d'entre nous ne veulent plus de cette ancienne vie, de cette existence entourée d'un voile d'illusion : celle de posséder plusieurs vies… alors que nous n'en avons qu'une.

J'ai tendance à dire que l'après-cancer, même s'il est très difficile à vivre, est comme une renaissance ! Il faut réapprendre à marcher, à aimer son corps, à se faire de nouveaux amis, voire de nouveaux amoureux, à découvrir nos vraies envies, à se réinsérer dans la société, et tout cela sans aucun accompagnement.
Le système est en effet ainsi fait que lorsque vous sortez du cancer, vous êtes laissé seul face à cette nouvelle étape de votre parcours. Et contrairement à ce que beaucoup peuvent penser, ce n'est pas la fin des embûches, loin de là !
Il faut se réhabituer à vivre, trouver des solutions et des aides pour traverser les difficultés, les angoisses qui peuvent survenir alors même que l'on n'est plus malade. Il faut apprendre à se faire confiance de nouveau, à croire en soi et à ne pas tomber dans le pessimisme. Il faut, finalement, réussir à profiter de l'existence, à vivre l'instant présent sans craindre le lendemain.

Puisque les livres sur cette période ô combien importante qu'est la rémission n'existent pas, ou très peu, j'ai eu envie de vous en parler, de vous raconter mon histoire.
Cet ouvrage a pour but de vous informer et de vous expliquer les différentes étapes de l'après.
De vous aider à apprivoiser votre nouvelle façon de penser. De normaliser le fait que non, rien n'est simple, mais que c'est normal et que tout est possible.
Il vous permettra, je l'espère, de vous valoriser, d'apprendre à vous aimer et, surtout, de démarrer une vie nouvelle, la vie que vous méritez vraiment !

GÉRER LES BOULEVERSEMENTS PSYCHOLOGIQUES

- LE POIDS DES MOTS : C'EST QUOI LA RÉMISSION ? -

Quand on est atteint d'un cancer, quel qu'il soit, il y a trois phases : la maladie, la guérison et, entre les deux, la rémission. Mais bien souvent, ni la personne malade, ni l'entourage ne savent ce que ce mot, coincé entre les deux autres, signifie réellement. Cette case reste très vague et on se demande bien souvent pourquoi, après avoir subi tous les traitements, on n'est pas tout simplement guéri.
Si vous êtes dans cette phase de rémission, vous avez dû passer du temps à essayer de comprendre ce qu'elle signifie et surtout, à informer les personnes qui vous entourent afin qu'elles comprennent cet entre-deux… et ce n'est pas toujours évident !

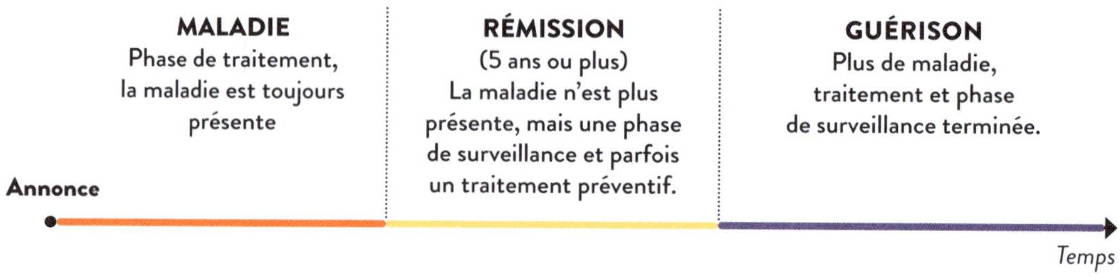

Les phases suivant l'annonce de la maladie

• UN ENTRE-DEUX INCOMPRESSIBLE•

Entre la maladie et la guérison, il y a donc cette fameuse rémission, une période qui dure cinq ans. L'institut national du cancer la définit ainsi : « Diminution ou disparition des signes d'une maladie. Dans le cas du cancer, on parle de rémission dès lors que toute trace du cancer a disparu. Au bout d'un certain délai, la rémission devient guérison. »
Pour les médecins, la rémission est donc un état dans lequel vous n'êtes pas encore guéri, car la maladie peut récidiver. Il faut savoir que dans la première année suivant la fin des traitements, vous avez environ 70 % de risques de retomber malade... C'est quand même plus d'une chance sur deux ! Ce risque diminue d'année en année durant les cinq ans de cette période.
Mais tant que vous n'avez pas passé ces cinq années, vous êtes en quelque sorte en sursis, dans le doute, dans une situation très inconfortable, car entre deux.
C'est d'autant plus marquant lorsque vous suivez toujours des traitements : en effet, il est possible, dans le cas de certains cancers du sein par exemple, de devoir prendre un traitement d'hormonothérapie au cours de la rémission, afin d'éviter la récidive. Imaginez alors : vous êtes tiraillé entre l'envie de ne plus en entendre parler et la nécessité de continuer à prendre des médicaments pour vous préserver...

Je me sens personnellement toujours dans un équilibre précaire. D'abord parce que ma rémission me renvoie constamment à la maladie. Mais aussi vis-à-vis de mon entourage, qui oscille entre : « C'est bon, tu es guérie ! Passe à autre chose ! » et « Attention, tu as vécu quelque chose de grave, ne force pas. »
Dans les faits, l'entourage ne comprend généralement pas la rémission et ce qu'elle implique, et certains pensent même qu'on ne guérit jamais quand on a eu un cancer. La maladie est intrinsèquement liée à l'idée de la mort, ce qui montre une ignorance criante sur cette question.
Il faut communiquer avec ses proches sur ce qu'est la rémission. Il faut expliquer ce dont il s'agit, car on ignore ce que ce mot englobe ; on parle de guérison tout de suite, ce qui n'est pas la réalité vécue par les personnes en rémission.

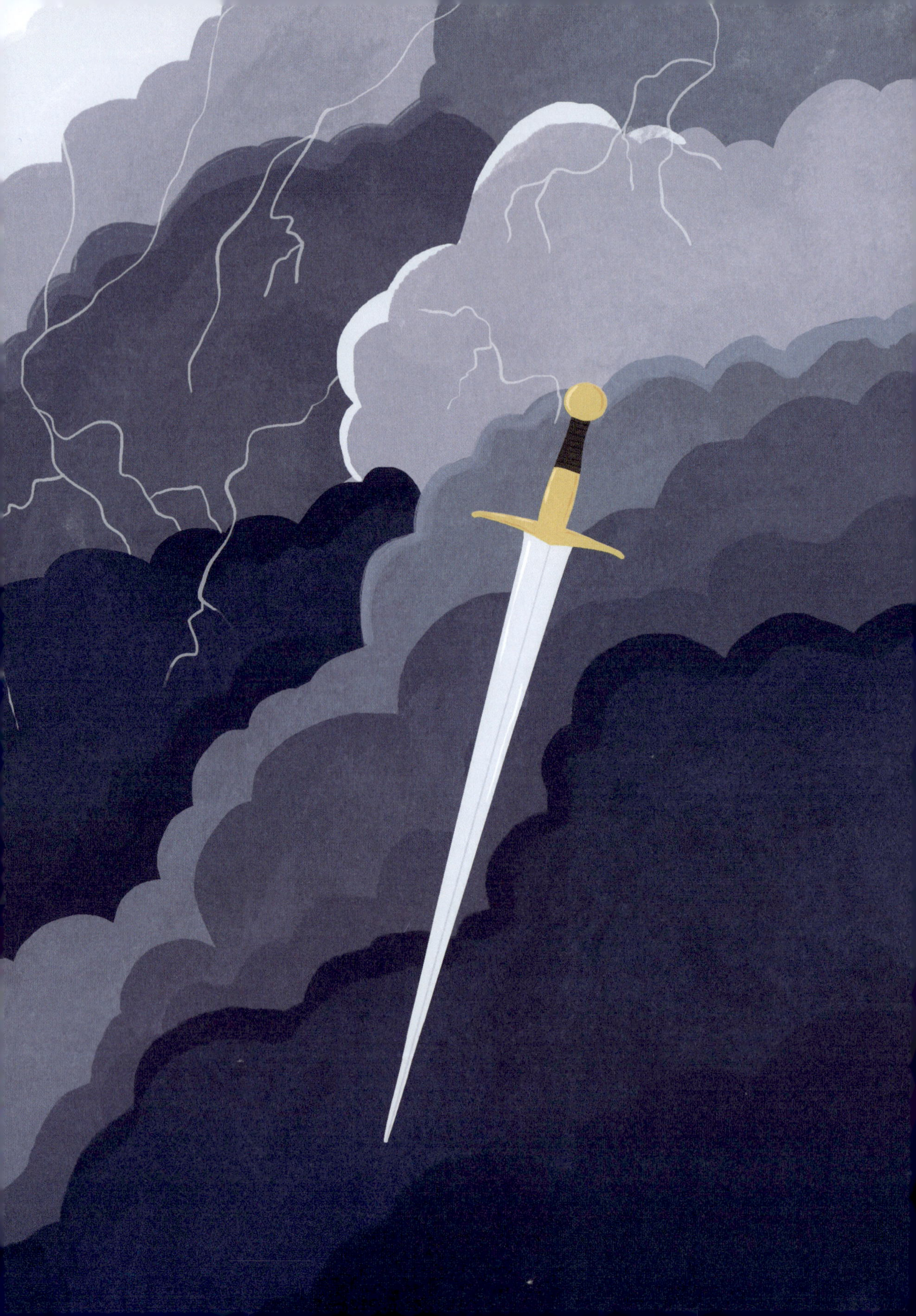

• UNE ÉPÉE DE DAMOCLÈS •

Être en rémission, cela peut créer chez beaucoup d'anciens malades un état d'angoisse quotidien. C'est très compliqué, car vous devez réapprendre à vivre en étant à la fois libre et un peu perdu, vous scannant tout le temps, étant attentif à tout ce qui pourrait aller mal dans votre corps. Vous craignez « simplement » que le cancer ne revienne.
Sans compter que vous avez régulièrement (tous les 6 mois, puis tous les ans généralement) des examens de contrôle qui génèrent toujours énormément d'anxiété.
Pour le dire en un mot, la rémission est anxiogène.

L'angoisse,
c'est le jeu de la rémission.

Il y a peu, je suis allée dans un lycée pour faire de la prévention. Un jeune est venu me voir suite à ma prise de parole, il m'a raconté qu'il avait eu une leucémie étant petit. À la suite de sa maladie, il n'osait plus aller à l'école, il avait peur de tout : peur de retomber malade, peur de se mélanger aux autres... Encore aujourd'hui, il redoute que le cancer revienne.

Tous les anciens malades en rémission sont dans ce cas : on a peur et c'est normal. C'est complètement humain. Ce qui est compliqué, c'est de ne pas laisser la peur et l'angoisse vous contrôler. Et puis, il faut faire avec l'entourage, la famille qui, eux aussi, ressentent de la peur. Tout cela est très complexe.

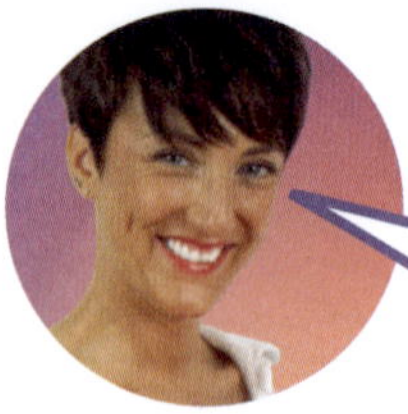

Les CONSEILS de Victorine

Lorsque je sens l'angoisse monter, prendre toute la place, je me remets dans le moment présent. Cela paraît simple, mais c'est une vraie gymnastique de l'esprit, un effort parfois quotidien. Suivez ces étapes pour vous y aider :

- **focalisez-vous sur votre respiration. Elle est profonde, calme, apaisée ;**
- **créez un STOP mental en arrêtant le cours de vos pensées avec votre volonté ;**
- **gardez un discours rassurant : je respire, je n'ai mal nulle part, tout va bien à l'instant T ;**
- **créez cette bulle autant de fois que nécessaire pour vous sentir mieux.**

Pourquoi le symbole de l'infini ? Parce que la vie est en constant mouvement. Les émotions font partie du jeu, elles reviendront toujours. Cependant, si vous apprenez cette technique d'observation, vous pourrez revenir à votre essence. Le mouvement de la vie sera plus fluide. Vous allez pouvoir entrer en harmonie avec toutes les expériences de la vie, qu'elles soient positives ou négatives

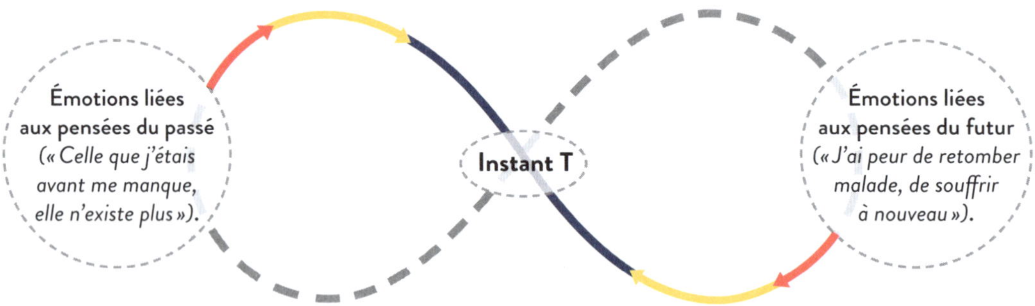

Focalisez-vous sur votre respiration et vos sensations physiques (votre poitrine qui se gonfle, votre cœur qui bat…). Ressentez la vie en vous !

Stoppez vos pensées, devenez maître de votre esprit. Ne vous laissez pas empoissonner par des pensées négatives.

Revenez à l'instant T et incluez des pensées positives telles que « Je suis présentement en sécurité », « Je vais bien », « Je suis en vie ».

Le retour à l'instant T

• UNE FRAGILITÉ PSYCHOLOGIQUE •

Personnellement, je trouve plus dur de vivre la rémission que les traitements ! Quand vous êtes dans la maladie, vous ne comprenez pas que les gens en rémission se plaignent. Mais aujourd'hui, je le comprends, car en rémission, il y a énormément de problématiques à gérer au quotidien, surtout au niveau psychologique. Je pense sincèrement qu'en sortant des traitements du cancer, nous vivons un choc post-traumatique. Et cela, il faut s'en occuper et le guérir, ce qui demande beaucoup de volonté et un bon accompagnement.

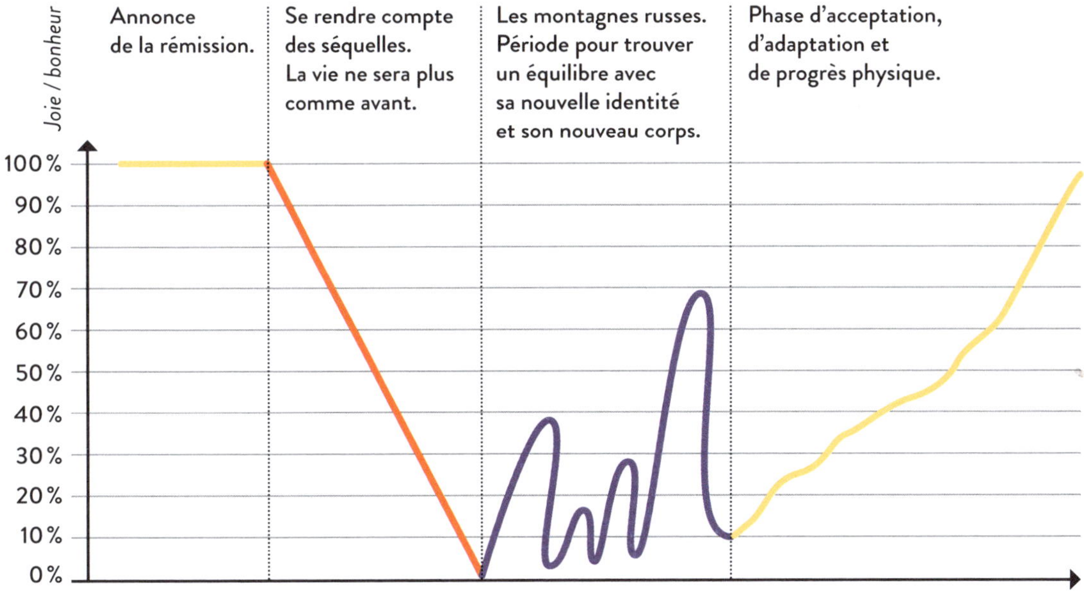

Émotions pendant la rémission

Généralement, au début de la rémission, vous êtes content, vous avez des projets, des envies, vous vivez tout pleinement. Puis arrive, à un moment donné, un *down*, et vous comprenez ce qu'il s'est passé. Cela devient concret, vous conscientisez. C'est à ce moment-là que tout revient d'un coup, comme une réactivation des peurs et des problèmes. La chute est violente et on remonte ensuite par palier…

Pour moi, cela a pris plusieurs mois : j'ai fait mes premières crises de panique en 2023, soit plus d'un an après le début de ma rémission. J'ai décidé alors de me prendre en main, de travailler sur mes peurs et de ne pas rester dans ce mal-être. Je me suis tournée vers la pratique de l'hypnose, puis vers le neurofeedback pour m'y aider. Même si mon destin est de retomber malade, je ne veux pas perdre de temps à imaginer être malade, à anticiper, à avoir peur tout le temps. Je veux profiter de ma vie.

• ENTREPRENDRE SA MÉTAMORPHOSE •

Dans tout ce processus – parce que pour moi, la rémission est vraiment un moment où beaucoup de choses bougent et se mettent en place –, il y a du positif à trouver ! Pas seulement en pensant positif ou en se disant : « Ça ne va pas, mais

je vais me relever, je ne baisse pas les bras. » Mais parce que, lorsque vous devez faire face à vos peurs et que vous êtes face à vous-même, finalement, vous n'avez pas d'autres choix que d'apprendre à gérer. À cet instant, la rémission vous donne la possibilité de faire face, de travailler sur vos problèmes, en particulier sur vous, afin d'évoluer au mieux.
Psychologiquement, c'est très lourd et cela représente un gros travail. Mais c'est tout de même, selon moi, une sorte de cadeau. Malgré les montagnes russes, l'objectif, c'est de devenir qui vous êtes vraiment, en accord avec vous-même. Il n'y a pas que du *down* dans la rémission, c'est un moment à vivre qui est aussi très riche.

LA RÉMISSION PEUT ÊTRE UN CADEAU SI VOUS LA CONSIDÉREZ COMME UNE FORME D'ÉVOLUTION.

J'ai tendance à penser que toutes ces épreuves sont en réalité bénéfiques, en tout cas pour moi. Comme dans l'adage « ce qui ne te tue pas te rend plus fort », le cancer peut permettre de se transformer et d'évoluer profondément. Pendant les traitements, vous commencez cette transformation, mais c'est ensuite que vous vivez une sorte d'éclosion de votre véritable « vous ».
La souffrance peut permettre d'apprendre. C'est éprouvant, mais en travaillant sur vous, sur vos peurs, sur vos angoisses, à la fin, vous devenez VOUS !

La rémission est une période très intense, c'est ce qui la rend compliquée. C'est comme un énorme ménage de printemps : on doit se gérer, gérer les autres, reprendre confiance, faire face à ses peurs... Tout cela est énorme !
Malgré les galères, la difficulté, les moments où vous vous dites que vous ne pouvez pas continuer, que vous n'allez pas y arriver, c'est une période très forte. Chaque victoire est une étape dans votre évolution personnelle.
Soyez fier de vous ! Vous allez dans l'être véritable : vous êtes en train de devenir... VOUS.

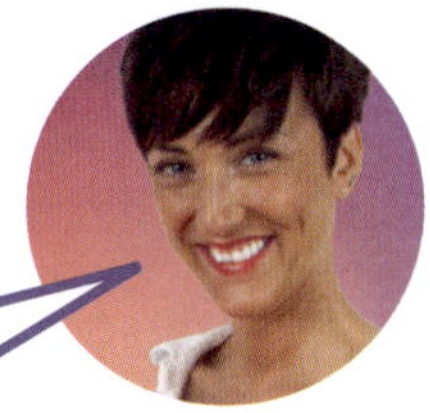

Les CONSEILS de Victorine

Au moment de la rémission, vous avez sans doute le sentiment d'être livré à vous-même... Plusieurs techniques, complémentaires pour la plupart, peuvent vous aider.

- Pour faire face, la meilleure option, c'est évidemment de se faire accompagner. Pour cela, si vous avez les moyens financiers, un psychologue peut être une bonne solution. J'ai essayé, puis je me suis tournée vers l'hypnose (p. 32) et le neurofeedback (p. 28). Chacun réagit différemment, mais c'est important d'être entouré par un professionnel de préférence ou par une personne de confiance à qui vous expliquez ce que vous vivez en rémission.
- Vous pouvez aussi méditer, à votre rythme et sans pression. Cela aide à se recentrer, à se comprendre et à se relaxer. Vous pouvez trouver des méditations guidées selon le thème que vous voulez « travailler » sur des applications comme PetitBambou.
- Si vous en avez l'occasion, faites une retraite spirituelle Vipassana (qui signifie « voir les choses telles qu'elles sont »). C'est une méthode de transformation de soi par l'observation de soi-même. Elle se concentre sur l'interconnexion profonde entre l'esprit et le corps, dont on peut faire l'expérience directement en portant une attention disciplinée aux sensations physiques qui sont en interaction constante et conditionnent la vie de l'esprit. C'est un voyage d'exploration de soi, fondé sur l'observation, pour atteindre la racine commune de l'esprit et du corps, qui dissout les impuretés mentales et permet d'obtenir en un esprit équilibré, plein d'amour et de compassion. Les lois scientifiques qui guident nos pensées, nos sentiments, nos jugements et nos sensations deviennent claires. Par l'expérience directe, nous comprenons la nature selon laquelle nous progressons ou régressons, la façon dont nous produisons de la souffrance ou la manière de s'en libérer. La vie se caractérise alors par une conscience augmentée, l'absence d'illusions, le contrôle de soi et la paix. J'ai effectué cette retraite pendant dix jours en mars 2024 et elle m'a considérablement aidée et appris.
- Le sport aide aussi à faire baisser l'angoisse, on peut même méditer en marchant !
- Les activités artistiques, comme le dessin ou la peinture, sont un bon moyen de se concentrer et d'atteindre un état de détente (inutile de savoir dessiner pour réaliser ce genre d'activités, laissez-vous juste porter par vos émotions et vos envies).

Finalement, peu importe l'activité, l'important est de prendre du plaisir et se retrouver seul avec soi. Ce sont des moments privilégiés pour se faire du bien.

- LE STRESS POST-TRAUMATIQUE DE LA RÉMISSION -

On évoque souvent le stress post-traumatique quand on évoque la guerre et les soldats envoyés au front. Eh bien, pour en avoir discuté avec une amie militaire qui a combattu dans des zones de guerre, je pense pouvoir dire que ce que l'on ressent en rémission, c'est bien la même chose. Quand les soldats vont sur le terrain pour combattre, ils ne pensent qu'à leur mission et à rien d'autre. C'est pareil pour nous, combattants de la maladie : quand on est dans les traitements, on ne pense qu'à guérir. C'est ensuite, en rémission, que le choc psychologique est brutal, et je crois qu'il est essentiel d'en parler.

• UN ÉTAT DE GRANDE FRAGILITÉ... •

Un stress traumatisant

Mais d'ailleurs, qu'est-ce que c'est, un état de stress post-traumatique ? D'après le *Vidal*, « l'état de stress post-traumatique est un trouble anxieux sévère, qui se développe à la suite d'un événement ayant entraîné une détresse intense. Ce trouble s'installe de manière durable, perturbe profondément la vie quotidienne et peut, s'il n'est pas soigné, se compliquer de dépression. »

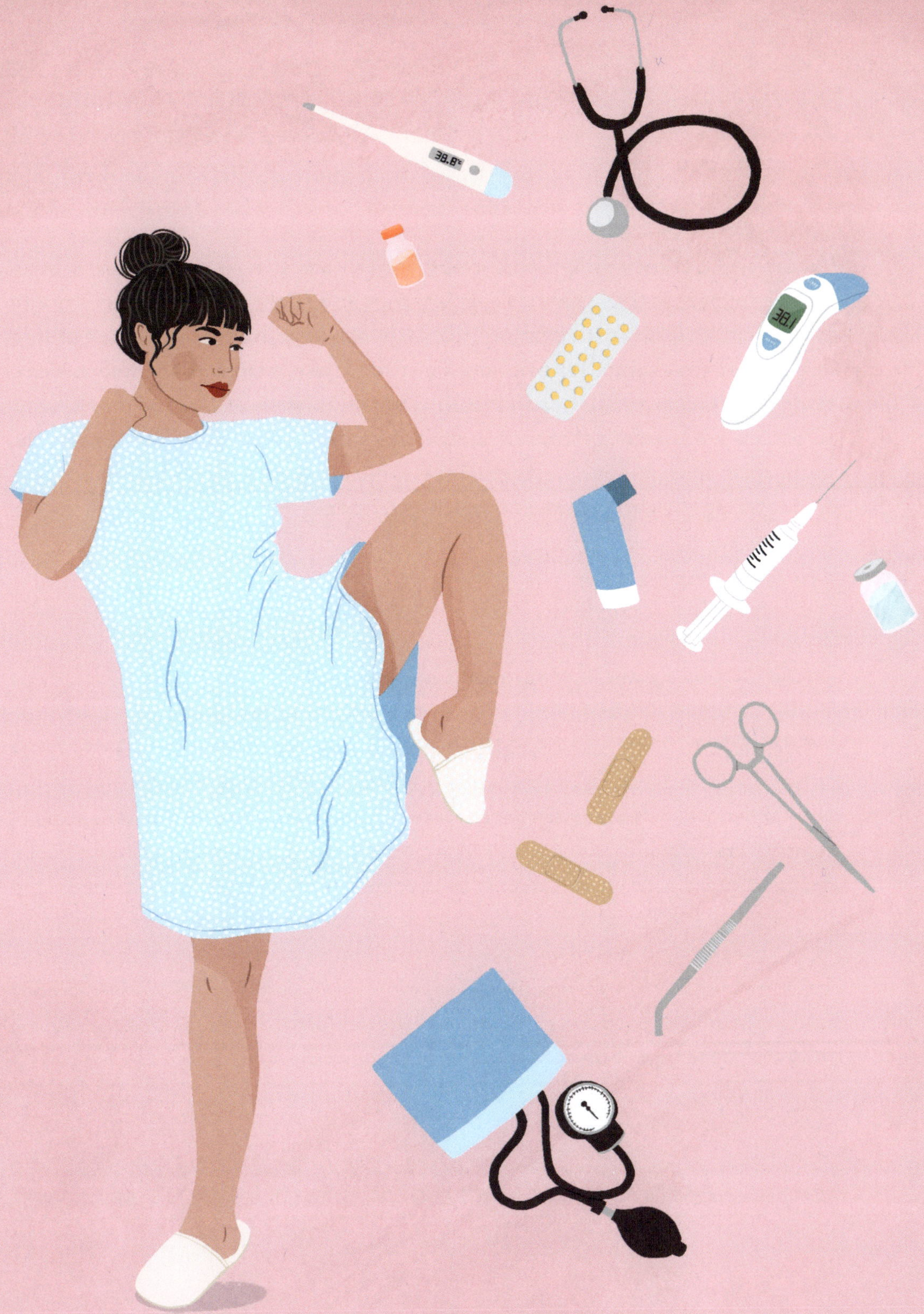
38.8°c
38.1

La personne qui est atteinte de ce trouble revit l'événement en permanence *via* des souvenirs, des rêves qui arrivent inopinément. Elle peut également ressentir des troubles du sommeil, des crises d'angoisse, de l'irritabilité, des difficultés à se concentrer, etc.

Mes premières crises d'angoisse sont arrivées en octobre 2023, soit plus d'un an après la fin de mes traitements. C'est le temps qu'il a fallu pour que tout remonte à la surface, et que l'anxiété prenne le dessus. Un bel effet rebond ! C'est propre à chacun et tous les anciens malades ne vivent pas ce stress au même moment, mais il est certain qu'il va apparaître au cours de la rémission... Il y a un moment où vous avez besoin d'intégrer ce que vous avez vécu, de conscientiser les souffrances que vous avez ressenties, les épreuves que vous avez traversées.
Or, le grand problème, et je vais en parler un peu plus loin, c'est que, alors que les militaires sont entourés pour gérer l'après et consultent des psychologues, rien n'est prévu pour les anciens malades !
Ils doivent effectuer seuls, et s'ils en ont les moyens, des démarches pour se faire accompagner et aider. C'est d'ailleurs à partir de ces épisodes anxieux que j'ai décidé de commencer l'hypnose et le neurofeedback.

La peur omniprésente

Je reçois souvent des messages d'anciens malades en rémission qui parlent de la peur qui leur gâche la vie. Il y a en effet un retour en arrière qui effraie et vous vous demandez peut-être : est-ce que ça va revenir ? Cette peur, il est impossible de la contrôler. Elle peut arriver n'importe où : pendant un repas de famille, en sortie, chez vous alors que vous être tranquillement en train de lire, etc. Subitement, des pensées négatives vous assaillent et ne vous lâchent plus. Elles créent de l'angoisse qui peut durer jusqu'à plusieurs jours d'affilée, surtout quand vous êtes dans la période de vos examens de contrôle.

L'angoisse de la récidive fait partie des bagages de la rémission.

Comment faire pour vivre avec cette peur qui peut parfois paralyser ?
Ma solution, c'est de revenir au moment présent, et de s'ancrer dans l'instant T.

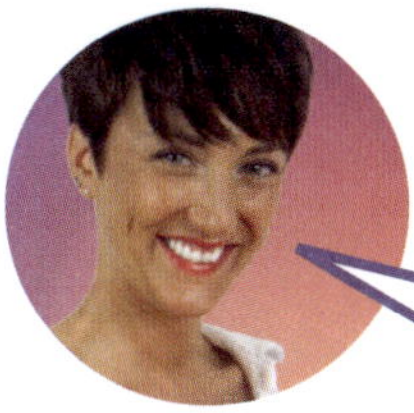

Les CONSEILS de Victorine

J'en ai déjà parlé, mais je préfère me répéter, car je suis persuadée que le retour au présent est essentiel pour faire face aux peurs.

- **Quand vous sentez que vos pensées angoissantes vous parasitent, stoppez mentalement la pensée.**
- **Concentrez-vous sur vous, sur votre corps, sur vos sensations.**
- **Réalisez une sorte de scan corporel en passant en revue votre corps pour constater que vous n'avez pas de douleur, que vous respirez, que vous êtes bien.**
- **Modifiez votre pensée en vous répétant qu'il n'y a pas de raison d'aller mal.**
- **Prenez le temps qu'il faut pour intégrer cette nouvelle pensée (parfois, cela me prend bien un quart d'heure !).**
- **À la fin, faites venir une pensée de projection de bonne santé (moi, j'imagine la vie que je souhaite avoir, la vie comme je la voudrais).**

Les traumas passent. Les souvenirs restent.
Alors, ne pensez plus au passé et vivez l'instant présent.
Vous êtes maître de vos pensées !

La plupart d'entre vous me diront que c'est plus facile à dire qu'à faire.
Je n'ai pas dit que c'était simple. Mais une chose est sûre, vous avez toujours le choix, alors choisissez-vous ! Rappelez-vous que si vous avez conscience, à cet instant, que vous êtes en vie, que vous respirez, alors vous pouvez prétendre être heureux de pouvoir expérimenter la vie.

La plus grande peur des gens en rémission, c'est le retour de la maladie. C'est vrai qu'au début, il y a aussi l'anxiété de réussir à reprendre une vie normale, d'apprendre à s'écouter. « Vais-je y arriver ? Vais-je refaire les mêmes choses qu'avant ? » Il y a un vrai doute et c'est parfois très frustrant. Il faut toujours être bienveillant avec soi-même et surtout prendre le temps de refaire les choses.

Mais la peur de la récidive, de la maladie, et de fait, de la mort possible, est omniprésente chez beaucoup d'anciens malades. Et c'est normal !
Personnellement, ce n'est pas la mort qui m'effraie, mais davantage la souffrance, l'idée d'être de nouveau enchaînée aux traitements. Mais la mort en elle-même, non, parce que pour moi, c'est un passage. J'ai vécu une expérience de mort imminente, qui m'a renforcée dans cette façon de considérer la mort. C'est un autre état, une autre étape de notre évolution (j'en parle d'ailleurs dans mon premier livre *Je suis* en détail).

Mais pour ceux et celles qui craignent la récidive et ce qu'elle implique, il est essentiel de désamorcer ces angoisses.

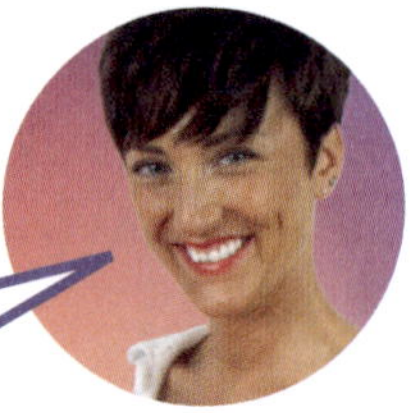

Les CONSEILS de Victorine

Encore une fois, il faut tenter de ne pas anticiper, surtout quelque chose qui peut ne pas arriver !
Ne vous dites pas non plus qu'en ayant peur, vous vous préparez à la future catastrophe. NON ! Aujourd'hui et maintenant, vous allez bien. Et c'est ça qui compte.
Répétez-vous cette phrase aussi souvent que nécessaire.
Et puis, si jamais la maladie revient, dites-vous aussi que vous l'avez vaincue une fois déjà. Vous pourrez le refaire. Vous êtes assez fort pour cela !

Je me suis aidée aussi de produits naturels pour essayer de calmer mes angoisses et m'aider à m'apaiser. J'ai tellement pris de médicaments que je ne souhaitais pas consommer d'antidépresseurs. J'ai préféré prendre du CBD, des tisanes pour le sommeil, des plantes apaisantes pour m'accompagner.
Sentez-vous légitime dans les choix que vous faites : si vous pensez que prendre des antidépresseurs va vous aider, alors suivez l'avis de votre médecin et faites-vous accompagner. Si vous ne voulez pas en prendre et préférez vous tourner vers des compléments et des aides naturelles, c'est OK également. C'est important de faire comme vous le sentez, selon vos attentes et ce que vous pensez être le mieux POUR VOUS.

• ... OÙ L'ON SE SENT SEUL •

Une double solitude

Au moment de la rémission, lorsque les traitements prennent fin, on est vraiment « largué » dans la nature par le corps médical. La plupart des malades le ressentent ainsi et vous aussi peut-être : vous êtes livré à vous-même. Aucun suivi psychologique n'est proposé par les médecins et c'est à vous de trouver un accompagnement si vous en ressentez le besoin… et si vous avez les moyens !
J'ai opté pour deux techniques – l'hypnose et le neurofeedback – qui me conviennent, mais cela représente un coût non négligeable et ce n'est pas à la portée de tous.

Le suivi médical est également très allégé puisque, excepté les rendez-vous de contrôle tous les six mois, puis tous les ans, vous ne voyez plus votre oncologue. Ces examens de contrôle alimentent l'angoisse qui se développe en rémission. C'est très difficile à vivre et aussi compliqué à expliquer, car l'entourage comprend rarement le mal-être que cela génère.

J'aurais apprécié des rendez-vous une fois par mois avec d'autres femmes en rémission, dans des groupes de parole mis en place par les institutions, avec un professionnel qui chapeauterait les rendez-vous et pourquoi pas des intervenants. Or, aujourd'hui, rien ne fédère « officiellement » les anciens malades… Vous pouvez d'ailleurs trouver que ce n'est pas nécessaire ou que cela ne vous convient pas, mais avoir le choix, ce serait déjà important. Il n'y a ni structure ni pistes pour vous « entourer » et il vous faut trouver des aides par vous-même si vous sentez en avoir besoin.

La solitude est aussi liée à l'entourage : en rémission, vous pouvez vous sentir très seul face à vos amis ou votre famille qui ne comprennent ni ce que vous vivez ni votre nouvelle façon de penser ou d'être. Le décalage est parfois important. Pour ma part, il m'est arrivé de dire à mes proches : « L'ancienne Victorine est morte avec le cancer », pour qu'ils comprennent que je ne suis plus la même, que j'ai profondément évolué, un peu comme un Pokémon !
C'est à la fois complexe et épuisant, car on doit souvent se justifier, expliquer…

Seules les personnes qui ont vécu la maladie peuvent véritablement comprendre ce que vous ressentez.

J'ai rencontré mes *Ksisters*, comme je les appelle, au sein du Gang des crânes rasés, une association qui s'adresse aux femmes de moins de 40 ans qui ont ou ont eu un cancer du sein. L'objectif est de les réunir pour qu'elles défilent dans les rues de grandes villes de France avant de jeter leur perruque. J'ai trouvé ça très fort !

Dès que je les ai contactées, quand j'étais malade, elles ont répondu présentes, elles m'ont aidée, m'ont envoyé des colis (toujours avec beaucoup d'humour). J'ai été intégré au gang, j'ai défilé à Bordeaux…
Ce sont elles mes *Ksisters*. Elles sont devenues des amies et quand je collabore avec des entreprises qui veulent reverser des fonds à des associations, je pense à elles.

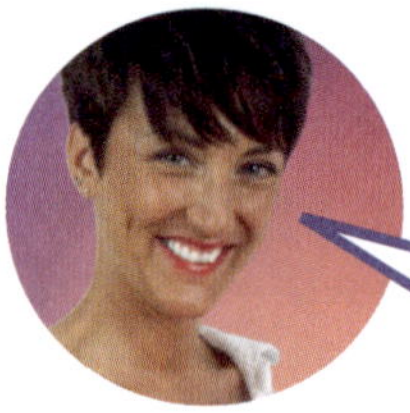

Les CONSEILS de Victorine

Bien évidemment, le plus important, si vous en ressentez le besoin, c'est de trouver du soutien chez un professionnel qui peut vous aider. Que ce soit un psychologue, un hypnothérapeute, un coach mental comme moi avec le neurofeedback… L'important, c'est de trouver une méthode qui vous convient et qui vous fait du bien.
Mais cela demeure onéreux et vous n'avez peut-être pas de pistes pour trouver la perle rare.
Je vous conseille donc vraiment de vous rapprocher d'associations de malades et d'anciens malades : le Gang des crânes rasés, l'association Après Cancers (sur Facebook), l'association RoseUp… Ce sont des structures qui regroupent des personnes qui connaissent la maladie, qui l'ont vécue, et qui non seulement vous épauleront, mais vous comprendront.

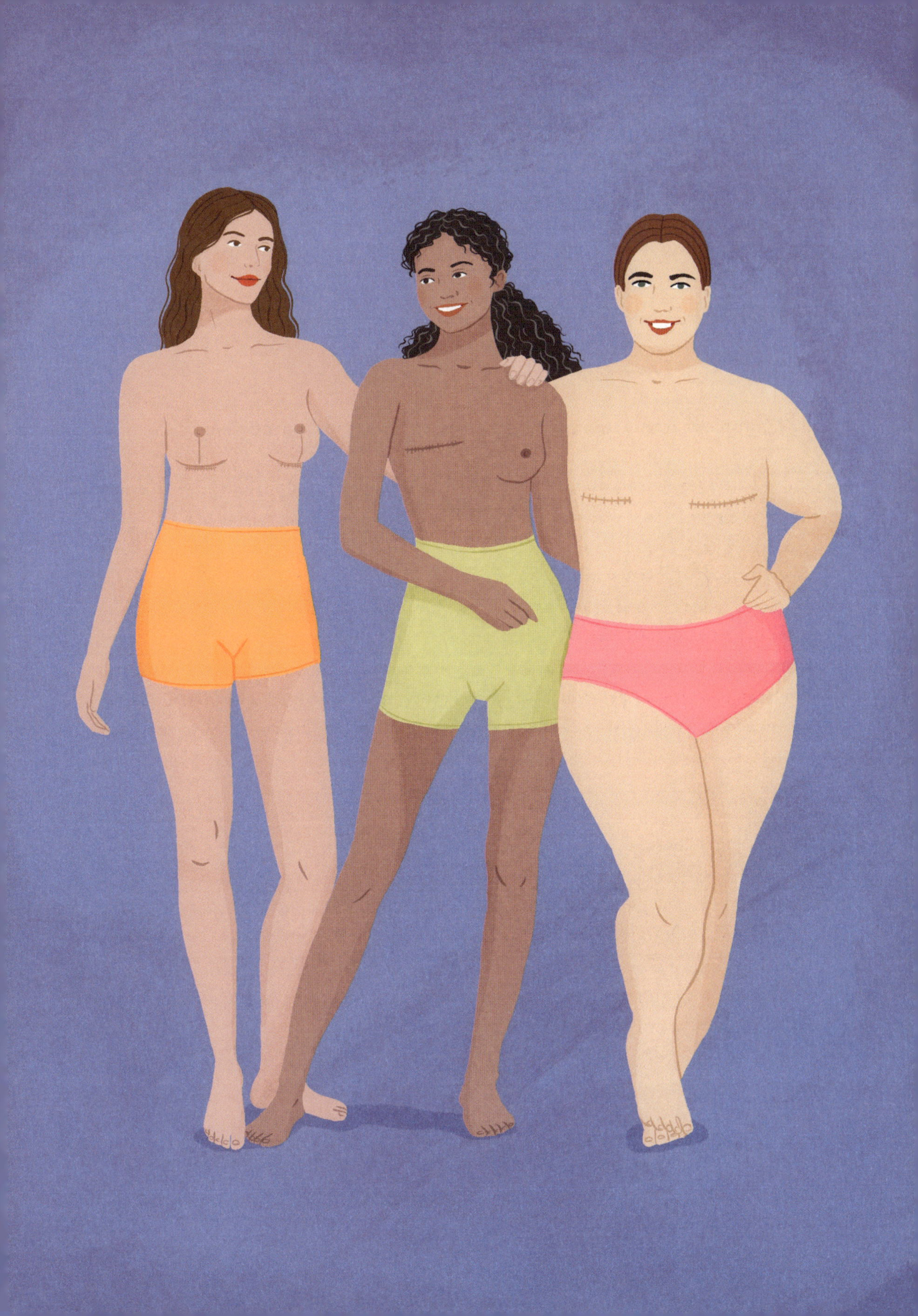

- Liste des produits que j'utilise -

Contre insomnie et stress

Tisane bio Romon Nature (Sommeil, Sérénité, Stress, Relax CBD)
+ Huile de CBD

LE NEUROFEEDBACK DYNAMIQUE®

Le neurofeedback dynamique® s'appuie sur trois grands principes.

- **L'autorégulation ou homéostasie**

Le cerveau possède des mécanismes de régulation parfois perturbés par des agressions, des chocs, des traumatismes de toute nature provoquant des troubles et inconforts d'intensité variable.

- **La neuroplasticité**

Le cerveau se modifie et s'adapte constamment à ce qu'il se passe à l'intérieur de l'organisme et à l'extérieur, au milieu environnant. La plasticité neuronale, ou plasticité cérébrale, est la capacité du cerveau à se modifier en créant, en défaisant ou en réorganisant des réseaux de neurones. Le cerveau est ainsi qualifié de « plastique » ou de « malléable ».

- **L'apprentissage**

Le cerveau est toujours en recherche d'apprentissages et est toujours capable d'apprendre, quel que soit son état. Cet apprentissage entraîne des changements d'organisation qui peuvent avoir des effets dans des domaines très différents (cognitif, émotionnel, physique) et réguler d'autres systèmes de notre corps (système cardiaque, hormonal, immunitaire…). Notre cerveau contrôle de près ou de loin tous ces systèmes.

IBTISSAME CHAFIKI,

coach et entraîneur cérébral

J'ai découvert le neurofeedback au moment où j'ai accompagné mon père, alors atteint d'un cancer. J'ai moi-même pratiqué durant cette période difficile, n'arrivant plus à gérer la maladie et le travail. Nous avions les mêmes sensations, les mêmes ressentis, et j'ai eu envie d'en apprendre davantage et de me former.

Le neurofeedback dynamique est une méthode complètement naturelle arrivée en France en 2004.
Il s'agit d'un entraînement cérébral basé sur l'optimisation des capacités du cerveau, en sortant des schémas de pensée, des routines, des mécanismes établis pour en créer de nouveaux. Cette méthode est basée sur la neuroplasticité du cerveau. Plus on la pratique, plus le cerveau devient flexible et résilient. On ne va pas guérir la personne de quelque chose, on crée de nouveaux chemins, de nouvelles connexions dans son cerveau pour le sortir de l'inconfort physique ou psychologique.

L'entraînement est intensif, mais toujours personnalisé. Au début, le client a besoin de nombreuses séances, puis de moins en moins et, à la fin, elles deviennent des séances d'entretien. Mais cela peut durer toute la vie si on le souhaite !

La personne est confortablement installée dans un fauteuil et regarde un film ou écoute de la musique pendant 33 minutes. Je dispose deux capteurs sur son crâne et trois sur ses oreilles, des outils pour mesurer son activité cérébrale.
Le principe est assez simple : la personne écoute la bande-son et quand il y a une fluctuation dans son activité cérébrale, le son est coupé. Ce sont des microcoupures qui permettent de donner des informations au cerveau sur son propre fonctionnement, afin

d'effectuer ses propres ajustements. S'il trouve que ce n'est pas pertinent, il ne fait rien. Dans le cas contraire, il va ajuster ou recréer des connexions.
Au cours d'une séance, on peut se sentir fatigué ou au contraire dynamique. On peut s'endormir, ressentir une montée d'émotions, des souvenirs… Les sensations physiques sont également possibles.

Au début de chaque séance, je dresse avec la personne une sorte de liste de ses préoccupations avec une question essentielle : qu'est-ce qui est inconfortable dans sa vie ? Cela permet ensuite de voir l'évolution au fil du « travail ».
Nous faisons également un point à la fin de la séance sur les émotions, les sensations qui ont été ressenties. Il y a toujours des échanges verbaux avant et après la séance, et également d'une séance à l'autre, pour voir comment les choses évoluent.

C'est assez difficile d'expliquer les bienfaits du neurofeedback. Cela ne s'explique pas, ça se vit ! Cette méthode permet d'avoir des pensées plus fluides, les choses « glissent ». Le brouillard mental s'estompe, les idées et les raisonnements sont plus clairs. Tout ce qui paraissait compliqué devient plus simple. Le client n'est plus dans des croyances limitantes, il se réaligne avec lui-même, il devient plus résilient. Le neurofeedback permet également de gagner en confiance et les décisions sont plus faciles à prendre. Une forme de légèreté peut s'installer.
C'est une méthode « douce », sans pression, sans attente de résultats. C'est le client qui sent ce qui change dans sa vie. C'est comme une évidence. Beaucoup trouvent cela incroyable. Ils osent enfin ! Au départ, tous viennent avec un objectif. Mais nous listons ensemble tout ce qui peut poser problème, et, au fur et à mesure, les points se résolvent les uns après les autres. La pelote se déroule.

Aujourd'hui, en France, le neurofeedback prend de l'ampleur : des médecins et des psychologues se forment à cette méthode, notamment dans l'accompagnement de maladies comme le cancer. Cette méthode permet une diminution significative des troubles cognitifs aussi appelés « brouillard mental », de la fatigue, des troubles du sommeil et des symptômes psychologiques.
J'accompagne des personnes atteintes de cancer ou en rémission. Mes clients constatent une amélioration significative de leur bien-être et de leur qualité de vie grâce à cette approche innovante. Je suis convaincue que le neurofeedback peut apporter un soutien précieux !

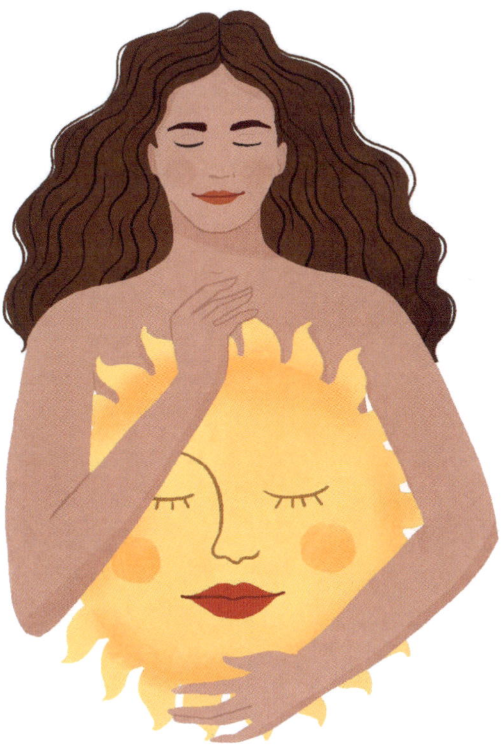

L'HYPNOTHÉRAPIE HUMANISTE

L'hypnothérapie permet d'accéder à l'inconscient grâce à une induction, c'est-à-dire une procédure qui permet d'entrer en hypnose. Dans l'hypnose humaniste, l'écart entre conscience et inconscience est effacé. Le patient se trouve alors comme dans un rêve éveillé, où il est acteur des événements, contrairement à l'hypnose classique, où le thérapeute agit lui-même sur l'inconscient.

LAURENCE PARI
hypnothérapeute humaniste

Je pratique l'hypnose humaniste, une hypnose particulière, que l'on pourrait aussi qualifier de « spirituelle » puisque la personne qui me consulte reste parfaitement éveillée, voire plus éveillée qu'à l'ordinaire, dans un état de conscience élargie, contrairement à l'hypnose ericksonienne, où la personne est dans un état entre veille et sommeil, comme ailleurs, dissociée.

Dans ma pratique, la personne qui me consulte continue à me parler normalement, à bouger, à pleurer, à ouvrir les yeux… Elle est actrice, active dans l'expérience d'hypnose, comme dans un rêve « éveillé » (avec tous les sens en éveil : ressentis, sensations, odeurs, bruits) où elle agit « pour de vrai » afin de libérer son inconscient de ce qui doit l'être.

Notre esprit profond encode tout ce qui est traumatique sous forme de symboles et nous partons ensemble à leur rencontre pour travailler dessus. Les symboles peuvent prendre plusieurs apparences : formes, couleurs, sons, objets, personnes vivantes ou décédées, animaux…

Concrètement, voilà comment ça se passe : chaque rendez-vous dure environ une heure.

Le premier est un débriefing : la personne m'explique ses problématiques et quels sont ses besoins, ses objectifs.
À partir de la deuxième séance, on commence l'hypnose à proprement parler.
J'amène la personne consultante en expansion de conscience, que l'on appelle aussi « transe ». Une fois qu'elle est dans cet état, mais toujours bien éveillée, elle me raconte dans quel beau paysage elle a l'impression de se trouver (c'est elle-même qui choisit son environnement) et je lui demande de laisser venir à elle le symbole à l'origine de son problème.

Par exemple, dernièrement, une personne est venue me consulter pour de l'insomnie. Une fois arrivée dans son paysage ressource, quand je lui ai demandé d'aller chercher l'origine de son insomnie, son ciel qui était bleu s'est assombri. Elle a donc travaillé à clarifier, à nettoyer son ciel. Et le mois suivant, elle m'a confirmé qu'elle dormait comme un bébé ! Nous avons poursuivi notre suivi sur une autre de ses problématiques.

Bien sûr, c'est différent selon chaque personne et ce qui se cache derrière son problème : certains voient un proche, un animal, leur enfant intérieur, une forme, un objet ou un ressenti dans le corps (une impression de gêne dans la poitrine, de parpaing sur les épaules, de barbe à papa dans le ventre…).

Parfois, les personnes consultantes ont du mal à faire venir le symbole, à le reconnaître ou à l'accepter (car il peut paraître farfelu, irréel…). Même si la personne est en pleine conscience, son inconscient sait où nous voulons aller et le refuse parfois. Des signes très clairs se manifestent alors : tête qui tourne, envie de vomir… Je comprends le message, j'arrête, le principal étant de maintenir l'équilibre de la personne, et je la redirige vers un endroit agréable où nous irons faire un autre travail.

Il est essentiel qu'elle se sente bien ! Dans le cas contraire c'est souvent le signe que l'on atteint une blessure profonde, mais que ce jour-là, il n'est pas possible de l'explorer. On continue à travailler, mais sur d'autres problématiques, et on y reviendra plus tard, autrement. Très souvent, quand on y retourne, ça vient tout seul. C'est important d'y revenir, car c'est là que l'on peut trouver la racine de la problématique et donc digérer le trauma pour aller vers plus de bien-être, de sérénité, de paix intérieure et de joie.

Certaines vérités sont difficiles, on ne veut pas toujours se confronter à elles. C'est normal, notre cerveau profond étant le gardien de notre survie, il fait toujours ce qui lui semble être bon pour nous garder en sécurité.
J'avance toujours dans mes séances en fonction de la personne en face de moi, à son rythme. Je ne force jamais rien, aucune contrainte, on laisse venir.

On me demande souvent le nombre de séances nécessaire pour aller mieux. Je ne peux pas répondre, je l'ignore, cela dépend de la problématique. Je peux voir une personne une fois pour un problème très précis et ciblé (une douleur), et bien plus pour une personne en dépression ou avec de gros traumas. De même, deux personnes avec une problématique identique avanceront à des rythmes différents. Nous sommes tous uniques ! Explorer et nettoyer des blessures profondes pour en faire ressortir la lumière, cela peut demander du temps.

Voici quelques exemples que ce que je peux travailler pour plus de bien-être : féminin blessé, masculin blessé (pour rétablir l'harmonie yin et yang), enfant intérieur blessé, lignée transgénérationnelle (si c'est récurrent), troubles, peurs, angoisses, blocage éventuel dans le couple ou problématique à rencontrer quelqu'un, deuil de l'ancien soi – acceptation du nouveau soi, personnifier la maladie (pour comprendre s'il y avait un message derrière le cancer), critique intérieur, soin en magnétisme...

Je mêle dans mes séances mes autres connaissances pour avoir un meilleur impact : l'intuition, l'instinct, les messages « reçus », le magnétisme...
Vous l'avez compris la personne en séance reste maîtresse de ce qui se déroule, ce n'est pas moi qui fais le job, j'accompagne, « j'ouvre la porte et guide ». Elle laisse venir à elle les symboles et effectue, ensuite, le travail qui sera juste et nécessaire. C'est donc une méthode proactive. L'effet secondaire, c'est que cela nourrit la confiance en soi !

Cette activité est bien plus qu'un travail pour moi : c'est ma mission de vie et cela me demande beaucoup d'énergie, tout comme cela en demande aussi à la personne qui consulte. Mais les résultats sont incroyables !

REPRENDRE LE CONTRÔLE

- LA FATIGUE INVISIBLE -

Les traitements contre le cancer sont extrêmement fatigants. Quand on les reçoit, on est constamment épuisé, sans compter les effets secondaires qui sont aussi éprouvants, tant physiquement que moralement.
Au moment où l'on sort de cette période de maladie, on récupère beaucoup et on est heureux de (re)vivre ! Plus le temps passe, plus on reprend une vie normale, et on ne fait plus attention à la fatigue. Or, elle ne disparaît pas par enchantement et au bout de quelques semaines, elle nous tombe de nouveau dessus. C'est une fatigue très spécifique, dont j'ai envie de parler, car elle est souvent difficile à appréhender et mal perçue par l'entourage.

**LA FATIGUE DE « RÉMISSION »
N'EST PAS UNE FATIGUE
QUE VOUS POUVEZ IGNORER.**

• QUAND LA FATIGUE REVIENT •

Une fatigue différente

Au moment où vous arrêtez les traitements, où vous entrez en rémission, la joie d'arriver à cette étape vous fait oublier la fatigue pour un moment. Les médecins ne le disent pas, mais vous savez qu'elle reviendra un jour, sans aucun doute. En attendant, vous réapprenez à vivre « normalement ».

Pour ma part, j'ai eu besoin d'un bon mois pour retrouver le goût des aliments que j'avais perdu, pour respirer à mon aise, pour me sentir mieux, tout simplement... Un mois, finalement, c'est assez rapide.

Trois mois plus tard, je participais à un jeu avec des enfants dans le jardin de ma sœur : il fallait courir, j'étais fin prête ! Mais au top départ, mes jambes ne m'ont pas obéi et je suis tombée. J'étais bouleversée, car je ne savais plus courir. Je n'y arrivais plus.

On ne s'en rend pas compte immédiatement, car beaucoup de choses reviennent à la normale après la fin des traitements, mais il y a des moments où les coups de fatigue extrême surviennent et on ne peut rien y faire. On rencontre aussi des problèmes de concentration, des difficultés à retrouver des mots, à nous exprimer comme avant, de façon fluide. Ce sont les séquelles des traitements et peu de gens le comprennent.

Cela fait un an et demi que je suis en rémission et encore aujourd'hui, j'ai des coups de barre énormes. J'ai repris le même rythme que quand j'étais malade : je dormais alors une bonne partie de l'après-midi et c'est ce que je fais encore. Parfois, j'ai l'impression d'être dans le même état que lors d'un retour de chimio.

Il y a vraiment une différence entre la fatigue du quotidien et la fatigue de rémission, qui est vraiment de l'épuisement. Quand elle arrive, il faut vous écouter parce que lorsque le corps ne peut plus, il faut s'arrêter. La différence est flagrante pour ceux qui ressentent cette fatigue.

Pour les gens qui travaillent en entreprise, c'est très difficile de reprendre le chemin du bureau. En effet, rien n'est réfléchi pour vous permettre de vous reposer si vous en avez besoin. Cela fait du bien de retourner dans la vie active, mais ce n'est pas évident pour tous. Beaucoup de personnes redoutent de reprendre une activité professionnelle à cause de cette fatigue intense.

Le regard des autres

C'est d'autant plus difficile que les gens autour de nous ne sont pour la plupart pas bienveillants et compréhensifs face à cette fatigue qui persiste.
L'entourage a l'impression que vous êtes guéri, il ne comprend pas que vous ayez encore des séquelles et il peut se montrer intolérant.
Lorsque j'ai annoncé à ma mère que j'étais en train d'écrire ce livre sur la rémission, et tout ce que l'on peut vivre durant cette période, elle m'a répondu : « Ah bon, tu as encore des trucs ? » Pourtant, nous sommes proches et c'est ma mère ! Les gens ne se rendent pas compte de notre vie quotidienne.
Certains peuvent aussi considérer que vous vous complais ez dans la maladie, que vous mettez tout sur le dos du cancer et que vous ne souhaitez pas avancer. Alors que c'est tout l'inverse ! Vous n'êtes ni flemmard ni fainéant. Vous sortez d'une maladie et vous vivez avec les conséquences de celle-ci et des traitements que vous avez reçus.

• APPRIVOISER SA FATIGUE •

Se lancer des défis

Je suis du genre à me lancer des défis tout le temps. J'ai tendance à ne pas trop m'écouter. Je fonce malgré la fatigue. J'ai fait ma rééducation de cette façon. Après mes chimios, je me suis occupée des travaux chez moi, souvent toute seule... Cela m'a pris une bonne semaine, mais j'ai réussi à dompter l'escabeau !
J'ai également repris les saisons à l'été 2023, en tant qu'animatrice. Cela signifie plus de 50 heures par semaine de travail, avec des sports comme la gym, l'aquagym, le volley, les spectacles de danses, etc. C'était peut-être un peu extrême comme reprise, car je ne fais jamais les choses à moitié... Je vous le déconseille ! Reprendre en mi-temps thérapeutique est plus indiqué. C'était un

gros challenge pour moi. Je devais être là en renfort, mais finalement, je me suis retrouvée à effectuer seule le travail d'une équipe. Ce n'était pas prévu. Cela a été compliqué. J'ai tenu deux mois, contre huit mois avant ma maladie. J'ai dû m'arrêter 5 jours sur ces deux mois à cause de cette fameuse grosse fatigue.
Je ne vous encourage pas forcément à faire la même chose, en revanche, il est important de se donner parfois des « coups de pied aux fesses » pour avancer. Il ne faut pas se dire tout le temps que vous avez eu un cancer et que vous êtes crevé. Le cancer n'est pas un *multi-pass* ! Il faut continuer à vivre et à se motiver.
Ce qui est le plus difficile, à mon sens, c'est d'arriver à jauger sa fatigue. C'est le plus complexe. Faites-vous confiance et peu importe ce que disent les autres ! C'est vous qui savez et qui ressentez. Votre corps vous parle : reposez-vous quand c'est nécessaire et, quand ça va mieux, déglinguez tout !

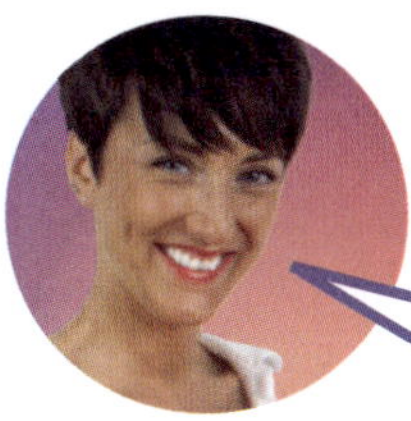

Les CONSEILS de Victorine

Quand vous vous sentez bien et reposé, lancez-vous des défis !
La confiance s'acquiert en FAISANT, pas en attendant d'avoir confiance pour faire. Vous travaillez ainsi votre fatigue, afin de tester votre résistance, pour savoir combien de temps vous tenez pendant une activité (shopping, sport, sortie...).
Si la fatigue arrive, posez-vous. Pas d'obligation, pensez à vous d'abord !
Il faut parvenir à distinguer une fatigue qui survient alors que vous ne faites rien de spécial d'une fatigue que vous provoquez en poussant un peu.

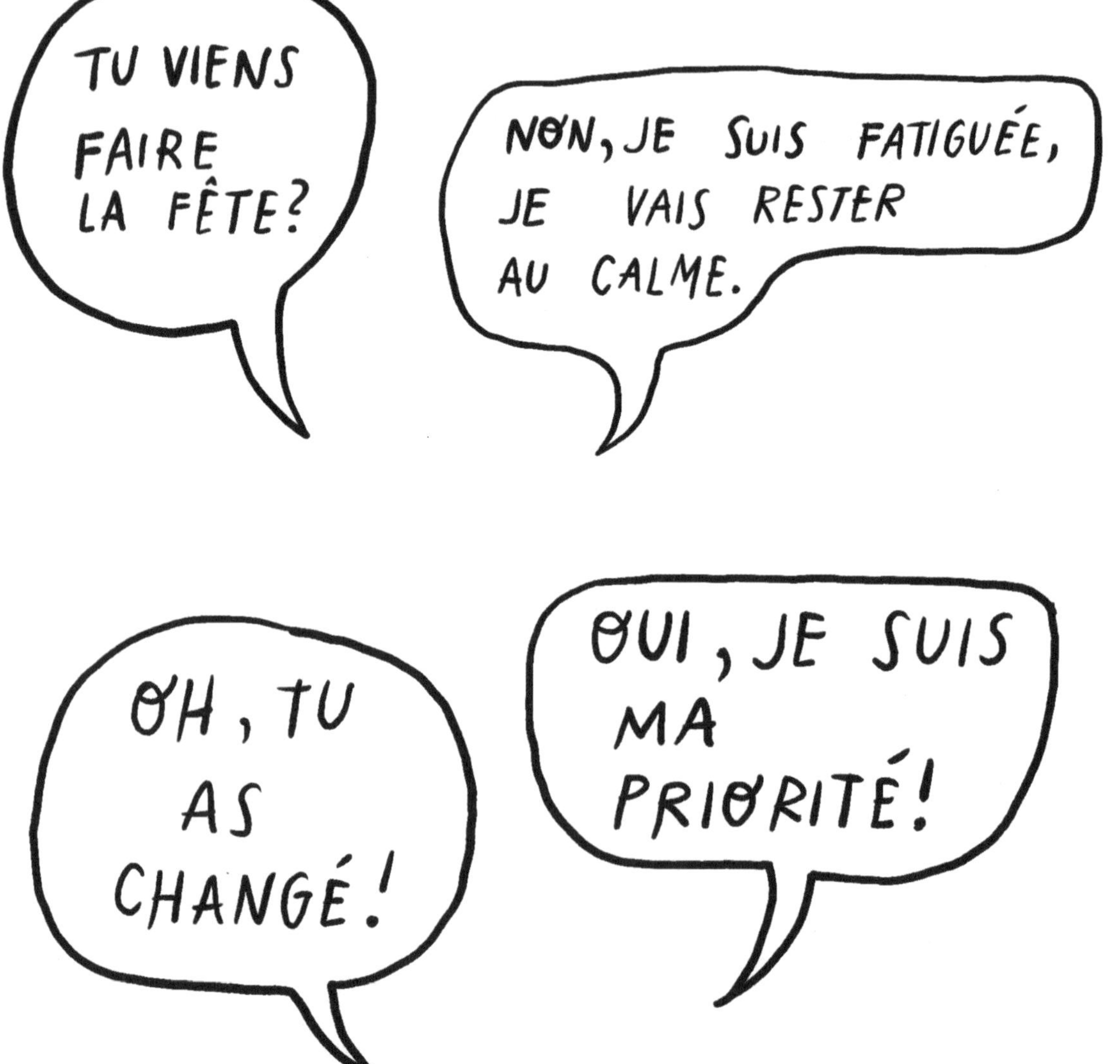
TU VIENS FAIRE LA FÊTE?
NON, JE SUIS FATIGUÉE, JE VAIS RESTER AU CALME.
OH, TU AS CHANGÉ!
OUI, JE SUIS MA PRIORITÉ!

Être sa priorité

Quel que soit le cas de figure, quelles que soient les circonstances, vous devez être votre priorité ! Toujours !
Il ne faut pas être trop dur avec vous-même. Il y a eu du changement entre votre vie d'avant et votre « nouvelle » vie en rémission. L'indulgence est de mise.
Ceci dit, ne vous reposez pas sur vos lauriers non plus ! Il faut trouver un équilibre et c'est ce qui est très difficile après le cancer : savoir doser. Savoir naviguer entre : « Je ne veux rien faire car j'ai peur » et « J'en fais trop parce que c'est fini ».

IL FAUT S'ÉCOUTER TOTALEMENT ET ÊTRE SA PRIORITÉ. C'EST DE L'ÉGOÏSME POSITIF !

Dans le cadre du travail, il y a de vraies questions à se poser. Comment gérer une activité à temps plein quand on sort d'un cancer ? Comment gérer la fatigue invisible, souvent mal comprise ?

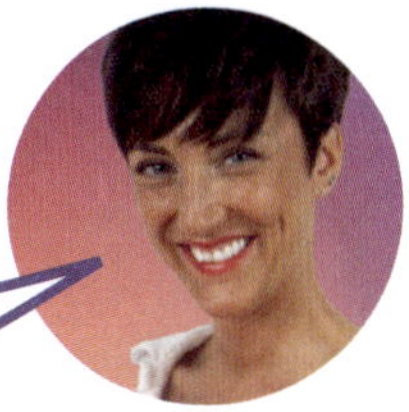

Les CONSEILS de Victorine

Soyez honnête avec votre patron. Ne lui cachez pas ce que vous avez vécu et le fait que votre fatigue est toujours présente. Pourquoi ?

- **L'honnêteté est toujours essentielle avec l'employeur (petit rappel : vous n'avez pas fait de prison, vous êtes « juste » tombé malade).**
- **L'honnêteté amène la confiance, la base pour une relation saine avec son employeur.**
- **S'il arrive quelque chose, si vous êtes en difficulté et que vous n'avez rien dit, ce sera pire. Il faudra donner des explications et l'employeur peut se sentir trahi.**
- **Vos faiblesses peuvent être un atout ! Vous avez terrassé un cancer, vous revenez dans la vie active, vous avez décidé de reprendre une vie après cette tempête, même avec vos séquelles... Si ce n'est pas du courage ça !**
- **Si vous n'êtes pas accepté à votre retour, avec vos failles... c'est sans doute que vous n'êtes pas au bon endroit. Cela peut amener une vraie réflexion sur vos attentes professionnelles et humaines (vous travaillez déjà sur votre acceptation de vous-même, il me semble important de trouver un employeur qui fait de même).**

Il est très difficile de savoir si cette fatigue et ces séquelles vont rester et combien de temps... J'ai discuté avec des personnes guéries qui sont encore très fatiguées après 10 ans.
Les médecins ne vous préviennent pas de tout ce qui peut arriver en phase de rémission. C'est en parlant avec mes *Ksisters* que je me suis rendu compte que tout ce que je vivais, dont cette fatigue intense, était « normal ».

Entourez-vous de personnes qui ont vécu la même chose que vous et qui vous comprennent !
Et surtout, écoutez-vous et prenez soin de vous. Laissez-vous du temps et sachez que si c'est compliqué au début, c'est normal.

UN MOT POUR LES AIDANTS

Ne minimisez pas l'après-cancer, les traitements ont été rudes et ils ont duré un certain nombre de mois, voire d'années. Il est possible que votre proche souffre de cette fatigue invisible et n'ose pas vous en parler et encore moins vous le montrer.
On attend de vous que vous soyez compréhensif, sans jugement, car cette fatigue est réellement incontrôlable ! Même pour les plus têtus d'entre nous, le fait de sentir cette fatigue arriver, et constater qu'elle nous empêche de vivre notre nouvelle vie comme on l'entend, peut être très difficile à accepter (comme un rappel : « Hé ! Tu te souviens ? Tu as eu un cancer ! Tu n'es pas guéri, tu es en rémission ! »).
Ce n'est pas avec des reproches comme « Tu mets tout sur le dos du cancer », que nous arriverons à avancer, bien au contraire. Cela ajoutera simplement de la frustration et de la culpabilité.

Ce que vous pouvez faire : proposer de nous accompagner dans des activités tout en nous rassurant et nous soutenant.
« Ça te dit une rando de 5 km demain ?
– Je ne suis pas sûr d'y arriver...
– Eh bien, ce n'est pas grave, on fera peut-être simplement 2 ou 3 km, mais je serai là pour t'accompagner. On ira à ton rythme et si tu veux tester tes limites, alors je pourrai t'aider. »
Finalement, on parcourt bien souvent les 5 km. Par amour pour l'autre, on a envie de redoubler d'effort et on se dépasse (ensemble on est plus forts !).
« Tu vois ? Tu as réussi ! Si tu veux, la semaine prochaine, on remet ça ! On pourra peut-être pousser à 6 km ? »

Le mot « aidant » caractérise bien ce que vous êtes pour nous : vous ne pouvez pas vivre la maladie à notre place, et l'après non plus, mais vous pouvez tout simplement nous accompagner avec amour grâce à votre simple présence. Ne l'oubliez jamais !

- RÉAPPRENDRE À BOUGER -

Quand vous « sortez » d'un cancer du sein, que vous avez subi des traitements, avec chimiothérapie et opération, il est normal de vous interroger concernant la reprise des activités physiques. Et quand je parle d'activités physiques, je ne parle pas forcément de sport, mais simplement des mouvements que l'on peut faire dans une journée : se baisser, lever les bras, porter des charges, lourdes ou non... Vous pouvez vous poser d'autant plus de questions que, souvent, les professionnels de santé sont soit alarmistes, en mode « ne faites plus rien », soit muets sur ce que l'on peut faire ou non.

Difficile de s'y retrouver et c'est pour cette raison que je trouve essentiel de parler du corps, de la façon dont on réapprend à bouger puis à repratiquer un sport. J'ai également eu envie de donner la parole à Patricia Mauroy, kinésithérapeute membre du réseau RKS (Réseau des kinés du sein), pour avoir une vision plus « médicale » de ce qui se joue au niveau corporel après les opérations.

• RETROUVER DE LA MOBILITÉ •

Les mouvements du bras

Lorsque l'on est opéré d'un cancer du sein, il est possible (mais pas obligatoire) d'avoir des difficultés ensuite à mobiliser son ou ses bras. C'est dû à la fois à l'intervention et à la perte de certains ganglions, mais aussi à une position peu ergonomique pendant l'opération (bras relevé longtemps) et, aussi, aux difficultés que l'on pouvait connaître avant le cancer.

Après mon opération – et ce n'est malheureusement pas courant –, mon oncologue m'a remis un petit fascicule listant les exercices à pratiquer dès le lendemain : levée des bras, mouvements en arrière, circulaires, etc. Le maître mot était de ne pas attendre et de faire tout de suite les exercices, afin d'éviter les séquelles liées aux tissus qui avaient été endommagés.

Comme de nombreuses patientes, ma cicatrice sous le bras me gênait, ça tirait et je la sentais fortement. Je ne pouvais pas lever le bras complètement. Mais en prenant le temps de faire des exercices et des étirements tous les jours, j'ai gagné petit à petit de l'amplitude dans mes mouvements, en étant de plus en plus à l'aise.

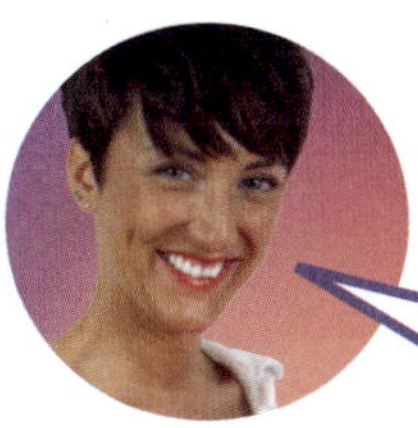

Les CONSEILS de Victorine

Il est primordial de faire travailler son bras quotidiennement si cela s'avère nécessaire. L'idée n'étant pas non plus de forcer pour y arriver plus vite, il faut suivre son propre rythme, écouter son corps, tenir compte de la douleur si elle est présente. C'est le meilleur baromètre ! La difficulté est donc de trouver cet équilibre. Il faut reprendre un rythme de vie normal, sans tomber dans le handicap.

Allez-y par étapes :

- **faites un premier mouvement et arrêtez lorsque cela tire trop ;**
- **le jour suivant, réessayez en forçant un tout petit peu, tant que cela est supportable ;**
- **quand vous sentez que c'est possible, amplifiez le mouvement doucement.**

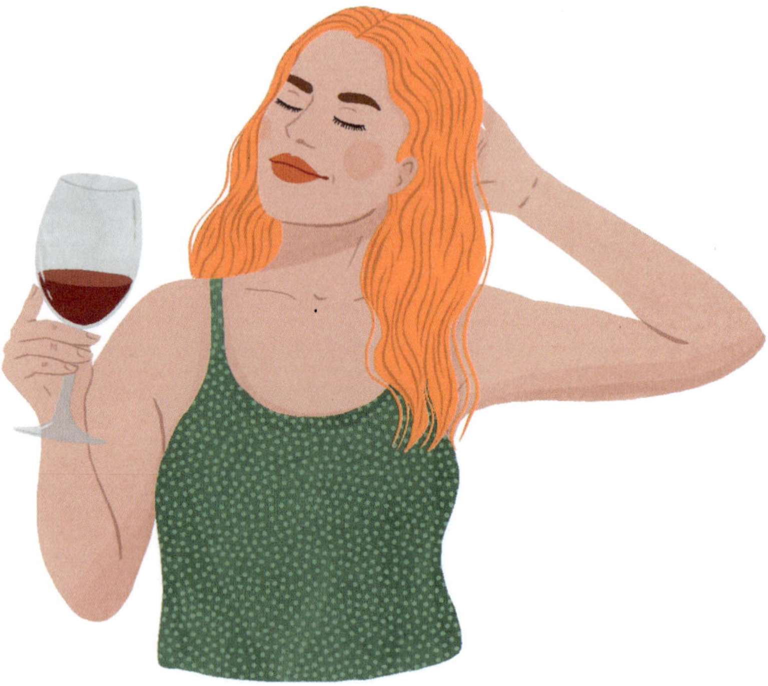

Si vous pensez tout le temps
à ce que vous ne devez pas faire,
vous allez rester handicapé
sur le long terme.

Le corps dans son ensemble

Plus largement, il est nécessaire après les traitements de rééduquer, ou plutôt de remettre en mouvement tout votre corps. Vous avez été pendant de nombreux mois malmené par les chimios, parfois vous êtes resté alité longtemps... Vous avez perdu du muscle et peut-être du poids. Ou, à l'inverse, la chimio vous en a fait prendre. Fatalement, vous avez aussi perdu des facultés physiques : dans mon cas, les traitements généraient des douleurs musculaires telles que j'avais du mal à marcher.

Il est important de continuer à avoir une activité physique quotidienne, même peu intense, pendant les traitements. Dans mon cas, ce fut la marche : j'allais marcher tous les jours pendant ma chimio. C'est une activité fabuleuse pour le corps, pour les muscles et le transit, mais aussi pour le mental. J'ai donc beaucoup marché pendant, puis après les traitements. Grâce à cela, j'ai rééduqué mes jambes.

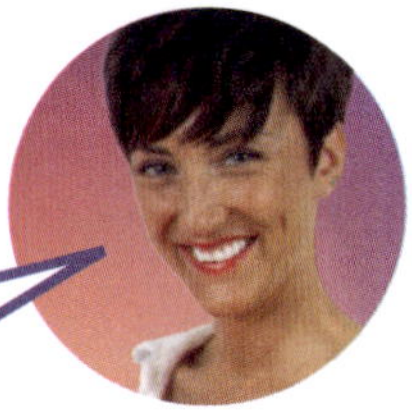

Les CONSEILS de Victorine

- **Pour reprendre une activité physique douce pour le corps et bonne pour le moral, vous pouvez vous mettre à la marche, d'abord avec des balades, puis pourquoi pas la marche dynamique, pour enfin arriver à la marche rapide. Tout est une question d'étapes !**

- **Il est aussi intéressant de pratiquer cette activité physique avec un accompagnateur pour se challenger un peu. Il faut trouver quelqu'un qui commence comme vous (sinon, la personne va s'ennuyer) ou de très patient et dans l'entraide.**

- **Et surtout, gardez en tête que tout est possible ! Soyez fier de votre corps et de ce qu'il vous a permis de traverser. Vous revenez de loin, mais vous êtes désormais dans l'action.**

• ALLER PLUS LOIN •

Un effort plus soutenu

Après avoir repris la marche, j'ai eu besoin de me rééduquer pour courir, ce que je n'arrivais plus à faire. Peut-être que vous serez dans le même cas ou que vous aurez envie de reprendre une activité plus sportive.
J'ai cessé mes traitements en mars et en septembre. Mise au défi par une marque partenaire qui m'a proposé de courir 4 km afin de récolter de l'argent pour une association, j'ai réappris à courir. J'avais la niaque, comme on dit !
Pour cela, j'ai intégré dans mes exercices de marche des moments de course. Je me suis organisée par paliers : 5 minutes de marche rapide puis de la course. Trente secondes d'abord, puis le jour suivant, 35 secondes, puis 40… Au fur et à mesure, le temps de course est devenu plus important.

J'avais besoin d'aller à mon rythme, sans que l'on ne me juge, et c'est pour cette raison que j'ai travaillé toute seule. J'avais besoin d'y arriver par moi-même. J'avais d'ailleurs un peu honte de devoir tout reprendre à zéro. J'ai toujours été très sportive, c'était donc un gros coup au moral, j'avais l'impression de régresser… Mais en réapprenant à courir, je me suis sentie fière de mon corps !

Pour reprendre une activité physique un peu plus intensive, il faut y aller petit à petit. Pour ma part, j'ai donc commencé par me préparer pour la course. Puis, j'ai intégré dans ma routine de l'électrostimulation (EMS) avec l'accord de mon oncologue. Il faut savoir qu'une séance de 20 minutes dans la combinaison d'EMS équivaut à 3 heures de sport intensif. Il n'y a pas de stimulation des pectoraux, un minimum sur les bras, mais beaucoup sur les jambes, les abdos et les fesses. Cette méthode travaille le muscle profond. Grâce à l'EMS, j'ai retrouvé de la force. Attention cependant : ce n'est pas un dispositif médical. Il faut toujours demander l'avis de votre médecin et consulter un professionnel qui connaît les problématiques liées à votre cancer. C'est un dispositif qui est assez onéreux, donc il n'est accessible que si vous avez les moyens financiers…
Après avoir commencé l'EMS, je suis partie en saison pour être animatrice pendant deux mois, à pratiquer tous les sports. En rentrant, j'ai repris un peu le basket et je suis retournée à la salle de sport.

Des bénéfices physiques et psychologiques

En période de rémission, le sport est essentiel pour le physique et le mental.

Bien sûr, le sport est important pour la condition physique. Moralement, il aide aussi beaucoup lorsque l'on est en rémission. Cela vous amène à être fier de ce que vous arrivez à accomplir après la maladie. Vous reprenez le contrôle de votre corps, c'est comme une revanche sur tout ce que vous avez traversé. Mais ce n'est ni facile ni simple de reprendre une activité physique. Il faut être assidu et pratiquer plusieurs fois par semaine.
Gardez en tête également que les études ont démontré que sur le long terme, et pour certains cancers comme celui du sein, l'activité physique peut diminuer le risque de récidive.

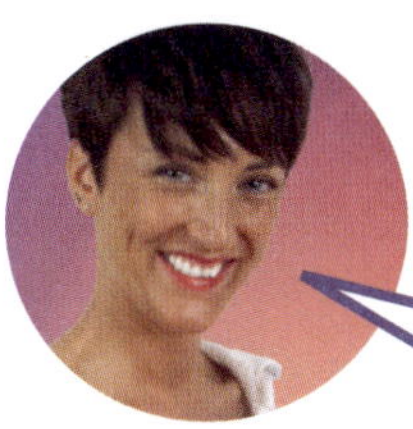

Les CONSEILS de Victorine

Suivant vos envies et vos moyens, vous pouvez faire du sport seul chez vous, dans une salle ou dans des cours collectifs.

- **Chez vous, faites des exercices simples sur un tapis : abdos, fessiers... Il y a beaucoup de bons tutos et cours sur Internet. Ne forcez pas, allez à votre rythme en ressentant votre corps et ses limites.**
- **Si vous avez la possibilité de prendre des cours, commencez par des cours doux, comme le hatha yoga. C'est un sport qui allie postures et respiration, qui permet de s'étirer et de travailler ses muscles dans la douceur, sans forcer. L'aspect mental est aussi très bénéfique.**

L'idée est de se faire du bien et de choisir une activité qui allie plaisir et santé. Pensez à choisir un sport qui soit adapté à votre condition physique.

En pratiquant un sport, vous allez retrouver une nouvelle confiance en vous et une meilleure estime de vous-même. En reprenant des activités, vous vous faites du bien, vous vous dépassez. Vous ressentez une vraie satisfaction.

Cependant, restez toujours bienveillant avec vous-même : vous tentez, et jour après jour, vous vous lancez de nouveaux petits objectifs.
Et si vous n'y arrivez pas, peu importe la raison, dites-vous que demain, ce sera mieux. Il faut être fier de vos efforts, car chacun d'entre eux est important.
Quand je ne réussissais que 2 minutes de course, je me souvenais que, deux mois en arrière, j'étais au fond de mon lit à ne rien pouvoir faire.
Il faut se servir des souvenirs pour avancer de façon positive. La souffrance est une leçon, on apprend à travers elle.

- Le produit que j'utilise -

Pour la récupération après le sport :

Tisane Romon Nature (Articulation bio)

PATRICIA MAUROY

kinésithérapeute du réseau RKS (Réseau des kinés du sein)

Toutes les femmes opérées d'un cancer du sein ne bénéficient hélas pas de prescription de rééducation après leur intervention ! Ceci étant, même si celle-ci peut être extrêmement importante, elle n'est pas indispensable pour toutes.
Le Réseau des kinés du sein (RKS), réseau national créé en 2018 et comptant à ce jour plus de 1 300 kinésithérapeutes spécifiquement formés à la rééducation en sénologie (ou mastologie : étude du sein), milite pour que, selon sa présidente Dorothée Delecourt : « Plus aucune femme opérée d'un cancer du sein soit sans soin de kinésithérapie adaptée. » Chacune d'entre elles devrait bénéficier d'un bilan kinésithérapique afin d'évaluer ses besoins.

En effet, le kinésithérapeute a un grand rôle à jouer, non seulement au niveau de la rééducation, mais également dans l'accompagnement à toutes les étapes de la maladie, puis pendant la rémission, au moment même où les anciens malades se sentent délaissés et livrés à eux-mêmes. Le kinésithérapeute est à nouveau présent au moment de la reconstruction mammaire. Il joue aussi un rôle dans la diffusion des informations qui, bien souvent, sont absentes ou évoquées rapidement par les médecins sans que les patients ne puissent les intégrer.

Quand on est atteint d'un cancer du sein, les opérations sont de deux types : soit une mastectomie (on enlève le sein), soit une tumorectomie (on enlève la partie du sein où la tumeur est localisée). Les suites sont différentes, mais pas forcément plus difficiles pour l'une que pour l'autre. Les problématiques peuvent être très différentes d'une patiente à l'autre ainsi que les douleurs. Le kinésithérapeute pourra être amené à traiter les limitations articulaires de l'épaule, les cicatrices, les difficultés respiratoires, le travail de la statique du corps, le drainage des œdèmes, la préparation à la reprise de l'activité physique, etc.

Souvent, on ne prend pas en compte l'état initial de la patiente, c'est-à-dire la façon dont elle « fonctionnait » avant les traitements et l'opération. De fait, il serait intéressant de pouvoir faire un bilan préopératoire pour savoir d'où la malade part. C'est ce que nous recommandons dans le cadre du RKS, mais c'est une action peu mise en place pour le moment.
Pourtant, cela permettrait non seulement d'avoir des informations médicales mais aussi de dédramatiser les problèmes d'épaule post-opératoires chez les patientes, qui se rendraient compte que, dans bien des cas, le souci existait avant les traitements et l'opération...

On parle souvent dans le cadre des suites du cancer du sein du syndrome du gros bras, ou lymphœdème. C'est un risque qui est beaucoup mis en avant et qui peut être très effrayant. Or, je crois qu'il est très important de dédramatiser et surtout de faire preuve de pédagogie.

Le syndrome du gros bras n'est pas une fatalité ! Mais en même temps, il faut être conscient qu'il peut advenir chez toutes les patientes, que l'on ait retiré peu ou beaucoup de ganglions. Auparavant, les lymphœdèmes étaient plus courants, car les curages axillaires (sous l'aisselle, ablation d'une grande partie de la chaîne ganglionnaire) étaient systématiques : on préférait enlever beaucoup par mesure de précaution.
Depuis une vingtaine d'années, les médecins ont mis au point la technique dite du ganglion sentinelle : on injecte un liquide bleu dans la tumeur ou un élément radioactif. On laisse diffuser avant l'opération. Puis au moment de l'opération, on regarde le premier ganglion qui s'est coloré en bleu ou qui est radioactif (il faut savoir

que les cellules cancéreuses sont véhiculées dans le système lymphatique). Si le ganglion est positif (présence de cellules tumorales), on continue l'exploration et en fonction d'autres paramètres mis en évidence par la biopsie de la tumeur (cancer à développement très rapide, par exemple), on peut parfois être amené à faire un curage axillaire. Si le ganglion est négatif, on sait que le cancer ne s'est pas diffusé plus loin. Cette technique génère beaucoup moins de « gros bras » dans les suites opératoires qu'avant.

Concrètement, le développement d'un lymphœdème dépend de la capacité d'adaptation du système lymphatique de la personne. C'est propre à chacune.

Pour les douleurs, c'est la même chose, c'est le corps qui donnera ses limites. Il ne faut pas arrêter de faire du sport, de porter, de bouger… Le mot d'ordre est de continuer à vivre comme avant en respectant les signes que donnera le corps.

L'AVML (association Vivre mieux son lymphœdème) a d'ailleurs réactualisé en 2019 les publications sur les recommandations en lien avec la prévention des lymphœdèmes, car, hélas, beaucoup d'informations obsolètes continuent de circuler à ce sujet.

Il ne faut pas présumer que cela va mal se passer ou que cela va bien se passer. Un lymphœdème peut arriver de nombreuses années après l'intervention parce que, à ce moment-là, la capacité d'adaptation du système lymphatique aura atteint ses limites. Le kinésithérapeute pourra aider la patiente en pratiquant du drainage lymphatique manuel accompagné de bandages et il conseillera le port d'une orthèse compressive (manchon) la plus adaptée à son cas.

Dans ma pratique de rééducation, je fais travailler les patientes sur des étirements, pour mobiliser les fascias (qui enveloppent les muscles), je libère les cicatrices pour qu'elles ne soient pas adhérentes ou rétractiles, je travaille la respiration pour mobiliser la cage thoracique dont les mouvements sont souvent limités en postopératoire, je travaille sur les thromboses lymphatiques superficielles ou « cordes

axillaires », un syndrome bien connu et très douloureux qui, s'il n'est pas pris en charge, peut retarder le début de la radiothérapie par manque de mobilité de l'épaule. Dans ce cas, il y a urgence à intervenir.
Mais dans les faits, mon rôle va bien au-delà de celui d'une kiné de rééducation... Pour bon nombre de femmes, je suis le seul relais qui écoute, qui est présent et qui conseille. Il n'y a généralement personne d'autre ! Et souvent, elles me disent que mon cabinet est le seul endroit où on leur fait du bien pendant la maladie et où elles viennent avec plaisir.
Quand une patiente est en grande souffrance, je la reçois, je l'écoute, j'essaie de lui faire du bien. Je ne laisse personne dans le mal-être et, si besoin, je l'adresse à un réseau de professionnels avec lesquels je travaille (psychologue, ostéopathe, acupunctrice...).

En plus d'être kiné, je suis formée au yoga (hatha yoga) et au yoga thérapeutique, et je donne des cours. Pour moi, c'est un outil fondamental pour les personnes en traitement et en rémission. Cela permet de couper le lien médical avec les femmes que je suivais en rééducation et d'amorcer un changement en douceur. Elles ne viennent plus pour que je prenne en charge leur problème de santé, elles viennent pour le prendre en charge elle-même *via* la yoga thérapie. Mais le lien avec moi est toujours là et cela les rassure.
C'est très important de pratiquer une activité adaptée dans le cadre de la maladie et de la rémission. Le yoga est vivement conseillé, pour le physique et le moral. Il n'y a pas de notion de performance ou de comparaison. Chacun fait avec ses capacités. On va à la rencontre de soi-même. On chemine différemment.

Plus généralement, il faut trouver une activité physique adaptée. Il est important de pratiquer une activité qui muscle associée à une activité cardio. La marche est, par exemple, une très bonne façon de continuer de bouger. Malheureusement, là encore, il y a un grand manque d'accompagnement, de suivi et d'information. C'est aussi

le cas pendant les traitements : il est nécessaire de faire un peu d'activité (stepper, vélo d'appartement, par exemple) pendant la chimio, pour garder sa masse musculaire. Or, les médecins n'expliquent pas pour quelle raison c'est important et, de ce fait, il y a peu d'observance, c'est-à-dire que les patientes suivent peu ces recommandations.
L'activité physique est également primordiale pour les patientes qui sont sous hormonothérapie pour contrer les effets secondaires (fatigue, douleurs, prise de poids). Là encore, le kinésithérapeute a une grande importance pour mettre en place un programme et motiver la patiente. D'ailleurs, un programme est téléchargeable sur le site du RKS.

En tant que kiné, je sais que j'ai un grand rôle à jouer pour toutes ces femmes (et parfois ces hommes) qui peuvent être en souffrance et ont besoin de soutien et de bienveillance.
Lorsque des mois après, elles viennent nous revoir pour nous remercier et nous disent : « Vous savez, vous avez été pour moi d'un très grand soutien lors de ma maladie », l'essentiel est dit.

SE RÉAPPROPRIER SON CORPS

- VIVRE AVEC SES CICATRICES -

Dans mon parcours de vie, dans les maladies que j'ai dû affronter, j'ai subi plusieurs opérations qui m'ont laissé différentes cicatrices, à différents endroits du corps. Lorsque vous êtes atteint d'un cancer et que vous subissez, sur votre chemin vers la guérison, des chirurgies, vous ne pouvez pas faire l'impasse sur ces traces indélébiles, qui marquent aussi bien le corps que l'esprit.
Si pour certains, ces cicatrices sont laides et ne font que rappeler les pires moments de la maladie, j'ai pour ma part une façon différente de les percevoir !

• DES CICATRICES QU'ON NE CHOISIT PAS •

Des interventions différentes

Quand vous êtes atteint d'un cancer, vous pouvez subir une opération en plus des traitements comme la chimiothérapie ou la radiothérapie. Cette intervention est plus ou moins invasive et va plus ou moins vous laisser une grande cicatrice.

Dans le cas d'un cancer de l'utérus par exemple, il y a deux grandes techniques possibles : la cœlioscopie opératoire ou la césarienne.
Dans le premier cas, le chirurgien vous fait deux ou trois incisions sur le ventre pour ensuite glisser les instruments, sans avoir à tout ouvrir. Les cicatrices sont donc minimes et assez peu visibles.
Dans le second cas, eh bien, on vous ouvre le ventre comme au moment d'un accouchement par césarienne. C'est assez ironique si vous pensez que l'on vous enlève justement l'organe qui vous permet de faire des enfants...
En ce qui me concerne, j'ai subi les deux opérations... Lors de la première intervention, les cicatrices étaient toutes petites et peu voyantes. Malheureusement, mes sutures internes n'ont pas tenu et j'ai dû repasser sur la table d'opération, cette fois pour une « césarienne » qui m'a laissé un ventre boursouflé et une grande cicatrice.

Le cambriolage

Quand vous êtes opérée pour ce genre de cancer, vos émotions et vos ressentis en vous réveillant peuvent être extrêmement compliqués à gérer : vous n'avez pas choisi d'avoir des cicatrices, vous n'avez pas choisi leur emplacement, et plus encore, elles vous rappellent que l'on vous a enlevé quelque chose qui vous appartenait.

Au moment du réveil après mes opérations, j'ai vraiment eu cette sensation que des personnes étrangères étaient venues chez moi pour me voler, comme si mon corps avait été cambriolé. C'est une sensation très étrange que vous pouvez ressentir, comme un viol de votre intimité... C'est tout à fait normal, et ne pensez pas que cela est disproportionné. Après tout, vous avez été endormie pendant quelques heures, complètement « à la merci » des chirurgiens qui ont effectivement enlevé quelque chose, dans mon cas l'utérus, à votre corps.
Ne vous en voulez pas de ressentir ces émotions, elles sont légitimes et vous avez le droit de ressentir cette sensation d'effraction.

Changer ses pensées

Ça, ce sont les premières pensées que vous pouvez avoir. Mais vous pouvez essayer de voir les choses d'une autre façon. Certes, vous avez une cicatrice, elle est là, elle existe, elle n'est pas très belle, mais elle est surtout le signe que vous êtes en vie !
C'est une forme de pensée qui m'a aidée et qui a été très importante au moment de mon opération pour mon cancer du sein.

Ne vous attardez pas sur le verbe AVOIR. Plutôt sur le verbe ÊTRE.

Lors de mon opération du sein, mon chirurgien m'avait prévenue : il n'allait pas réaliser une chirurgie « esthétique », mais enlever mon sein. Il se pouvait donc que le résultat ne soit pas joli, que la peau fasse des vagues, des creux... On était là pour la maladie, pas pour autre chose.
Mais malgré tout, je me sentais presque chanceuse, car je n'allais pas me réveiller « plate » : mon médecin m'a tout de suite proposé une reconstruction, ce qui n'est pas toujours possible et qui dépend des traitements et des cas de cancers. Souvent, quand le protocole prévoit des rayons après la chirurgie, il n'est pas recommandé de poser une prothèse qui pourrait s'abîmer. En plus, je pouvais garder mon téton, ce qui n'est pas toujours possible.

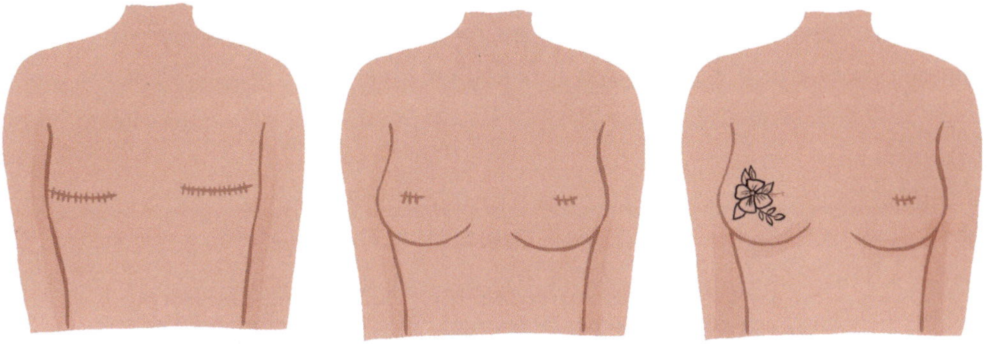

En ce qui concerne le téton, il est possible d'avoir recours à un tatouage, médical ou artistique, pour recréer la coloration de l'aréole et même simuler le volume du mamelon. Dans un cadre médical, le tatouage se fait à l'hôpital ou chez un dermatologue. Le tatouage dit « artistique » est différent et peut être réalisé chez un tatoueur spécialisé. D'ailleurs, avec ou sans reconstruction, certaines femmes ne recherchent pas le réalisme à tout prix et se font tatouer un motif symbolique, qui leur plaît.

Il existe également des prothèses de téton adhésives. Et pour celles qui ne veulent pas ou ne peuvent pas avoir de reconstruction, il est possible de porter des prothèses mammaires externes qui se glissent dans un soutien-gorge adapté ou directement sur la peau.

De mon côté, je dois avouer que j'étais contente de garder mon téton, car je me disais : « Si je retrouve un mec, ce sera compliqué sans téton ! » En effet, dans votre tête, vous pouvez penser à l'après, au fait de rencontrer de nouveau quelqu'un et de lui plaire. Vous avez le droit d'avoir envie de donner envie.

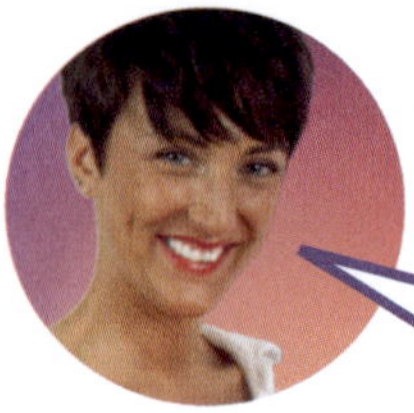

Les CONSEILS de Victorine

Il n'empêche que le réveil est souvent difficile, que vous ayez une prothèse ou pas de prothèse. Vous sortez quand même d'une opération où on a mutilé votre corps…
Je crois que l'important, c'est de prendre votre temps, mais de ne pas être dans le déni non plus de cette cicatrice :

- **prenez quelques jours pour NE PAS la regarder si vous n'en avez pas la force ;**
- **au bout de quelques jours, essayez de regarder cette nouvelle cicatrice. Vous avez le droit de pleurer, de ne pas l'aimer, de la trouver hideuse, de trouver que vos deux seins ne sont plus les mêmes (spoiler : ils ont toujours été différents, jamais symétriques) mais… ;**
- **rappelez-vous que le plus important, c'est que vous êtes EN VIE, que vous respirez ;**
- **revenez toujours aux fondamentaux (dont je vais vous parler un peu plus loin).**

Prothèse et sensations

Par rapport à la prothèse, c'est souvent plus compliqué à accepter, en tout cas, ça l'a été pour moi. Une prothèse, c'est lourd, plus qu'un sein. Quand je me baigne, il y en a un qui flotte et l'autre, non ! La différence se voit. Sans compter que la prothèse gêne les mouvements du bras Je sens le corps étranger. Pour dormir, c'est difficile. Je ne peux plus m'allonger sur le ventre, ça me fait mal. Je dors avec un petit coussin exprès. C'est mon doudou ! Cela me cale.
Quant aux sensations, c'est paradoxal : j'ai de la sensibilité, ça peut être douloureux, mais en même temps, j'ai perdu beaucoup de sensations. C'est compliqué, car la poitrine est une zone érogène. Il y a toujours des parties que je ne sens plus du tout... Ce n'est pas comme avant, ce n'est pas un sein normal, et ça ne le sera plus jamais.

Le soin des cicatrices au quotidien

Quand les fils sont enlevés ou tombés, et une fois la plaie sèche et bien fermée, vous pouvez masser la cicatrice afin de la réduire avec des crèmes adaptées. Par exemple : La Roche Posay, Cicaplast B5+ ou encore Avène Cicalfate +.
Attention à bien mettre de la crème solaire indice 50 pour sortir, partout sur votre corps, surtout sur les cicatrices qui peuvent rougir avec le soleil. Quand on a un cancer, il est nécessaire d'en mettre dès que l'on sort, car avec la chimio, nous devenons photosensibles.

• DES CICATRICES COMME UNE MÉDAILLE •

Les cicatrices marquent votre capacité à guérir.

Voir différemment

Cela peut paraître étonnant, mais je n'ai pas du tout rejeté mes cicatrices, au contraire, je les accepte et même, je les chéris. Pour moi, elles sont comme des récompenses, des preuves de ce que j'ai traversé. C'est une façon de voir les choses qui peut vraiment vous aider quand vous avez du mal à accepter ce qui vous arrive.

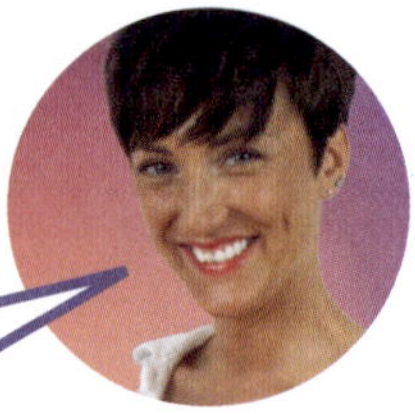

Les CONSEILS de Victorine

Prenez le temps qu'il vous faut, mais essayez d'avoir un autre point de vue, de voir les cicatrices différemment :

- **elles font partie de votre combat, de votre expéri ence de vie ;**
- **elles sont la preuve que vous n'avez pas lâché, que vous êtes en vie, que vous allez continuer de vivre !**
- **elles font partie du protocole de soins, c'est la preuve que vous avancez sur votre chemin vers la rémission puis la guérison. Certes, c'est compliqué, vous êtes mutilé, mais vous êtes en vie ! Vous avancez, avec pour objectif de sortir de la maladie.**

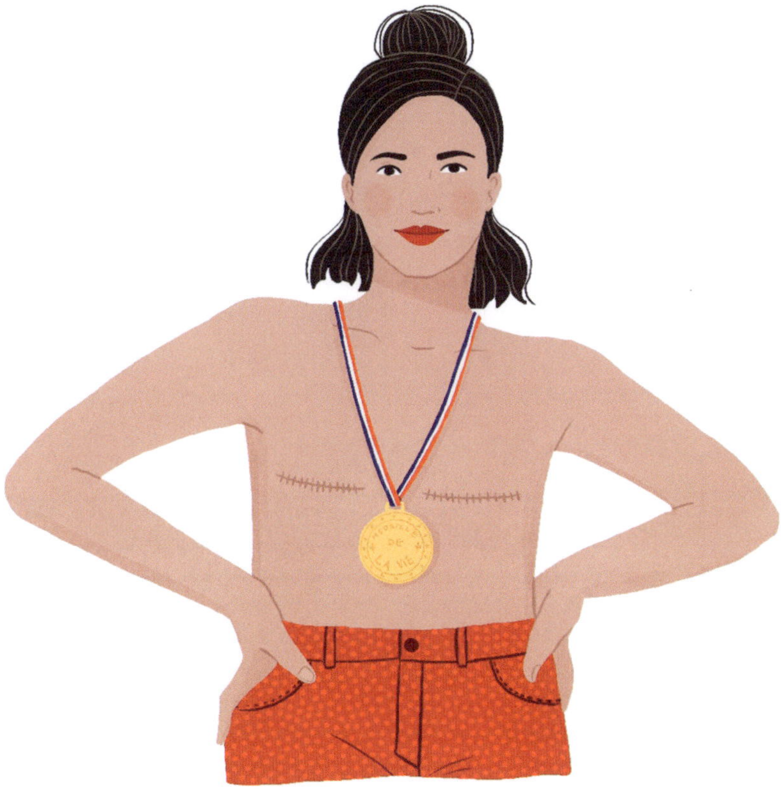

Il y a quelques jours, j'ai subi une nouvelle opération, un peu différente cette fois-ci. Je suis en effet porteuse du gène BRCA1, qui me donne 70 % de risque d'avoir un cancer du sein ou des ovaires. J'ai donc décidé de me faire retirer mon second sein. Cela va se faire en deux temps et j'ai effectué la première étape. Cette procédure réduit les risques à 2 %. Même si le risque n'est jamais nul, je mets toutes les chances de mon côté et j'ai décidé que j'étais prête à mutiler mon corps pour me sauver.

J'ai consulté des psys avant de passer le cap, car cette fois, il n'était pas question d'enlever une tumeur mais d'enlever une partie saine de mon corps. C'est très difficile de se dire que l'on enlève quelque chose qui n'est pas malade.

Finalement, j'ai regardé cette nouvelle cicatrice et j'ai pensé : « C'est propre, c'est cohérent, ça commence à ressembler quelque chose... » Je me suis dit qu'il ne me restait plus qu'une étape. C'est comme construire une belle maison. On déconstruit pour reconstruire. Je suis en travaux pour vivre mieux et plus longtemps !

Quant à ceux qui pensent que je suis forte, je réponds que j'ai un instinct de survie ! Je prends la chance de vivre mieux ou plus longtemps.

C'est vraiment une façon de voir les choses, une sorte de méthode personnelle que je vais partager avec vous pour vous aider à analyser les événements d'une façon plus « positive ».

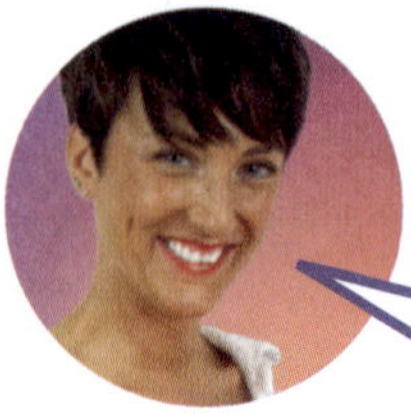

Les CONSEILS de Victorine

Ma méthode d'introspection positive :

1. **Vivez vos émotions à fond. Exemple : j'ai une cicatrice, elle est moche, je suis défiguré, j'en ai marre, je suis triste, je pleure, je me morfonds. Donnez-vous une deadline pour pleurer et vous morfondre pour ne pas rester dans cette vague négative. Et ensuite, c'est le coup de pied au derrière !**

2. **Analysez et demandez-vous pourquoi vous vous sentez triste ou mal... Dans tous ces pourquoi (pourquoi est le mot-clé pour avancer dans votre réflexion), tentez de comprendre votre mal-être et de trouver les solutions pour le vivre mieux. Exemple : pourquoi suis-je triste ? Les cicatrices sont laides, elles ne correspondent pas aux normes de beauté...**

3. **Positivez ! Pensez positif, pensez à ce que vous pourriez dire à une amie : les cicatrices montrent le processus de guérison. Elles sont positives puisque je suis en train de guérir. Certes, elles ne sont peut-être pas belles à voir, mais elles sont la preuve que j'ai passé une étape de plus vers la guérison.**

4. **Accueillez et ancrez cette nouvelle pensée dans votre esprit. C'est un travail quotidien. Vous pouvez même mettre des Post-It autour de votre miroir pour y penser ! Ainsi, les mots vont s'imprimer et vous allez « réinitialiser » votre façon de penser.**

Se détacher du physique

Il me semble aussi important de se détacher de l'aspect physique. C'est le regard des autres, le jugement, qui est très difficile à supporter. Au fond, vous avez des cicatrices et vous avez le droit de les accepter, voire de les aimer pour ce qu'elles représentent, même si elles ne sont pas dans les canons de la beauté ! Ne changez pas votre apparence pour plaire aux autres. Sentez-vous belle ou beau et vous le serez à leurs yeux ! Vous reflétez ce que vous ressentez de l'intérieur. Ça peut être long, mais le temps aide à panser les blessures. Il fait partie du processus de guérison.

Je me suis détachée du physique après ce par quoi je suis passée. Je suis en vie ! Un corps évolue de toute façon, il vieillit. La maladie peut faire partie du jeu. Si vous acceptez le temps qui passe, les cicatrices, vous acceptez aussi l'idée que votre corps n'est qu'un véhicule. Il est essentiel pour expérimenter la vie terrestre. Il faut le chérir pour cela. Mais le physique... finalement, on s'en fout ! Une voiture avec une vieille carrosserie mais un moteur robuste vous emmènera au bout de monde, c'est pareil pour votre corps !

Félicitez-vous et félicitez votre corps d'avoir pu refermer cette plaie et protéger vos organes. Ce que vous êtes, c'est courageux, c'est héroïque, patient, déterminé, parce que, aujourd'hui, vous êtes en vie et c'est tout ce qui compte !
Vos cicatrices sont comme une récompense. Elles montrent dans votre chair ce par quoi vous êtes passé et ce que vous avez affronté et surmonté.

Vous êtes bien plus qu'une cicatrice,
vous êtes bien plus qu'un corps,
plus qu'un physique et plus qu'un cerveau
ou qu'une personnalité,
vous êtes un tout ! Vous êtes unique !

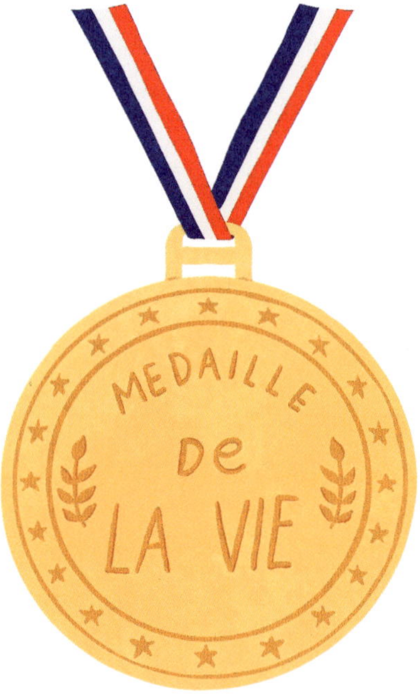

FOCUS

Quand le PAC est toujours là

Le PAC, ou Port-a-Cath, ou encore chambre à chimio, est un petit boîtier positionné sous la peau et relié à un tube (cathéter), dont l'extrémité se situe dans la veine cave, à l'entrée du cœur.

• LA PREMIÈRE ÉTAPE •

L'implantation du PAC se fait très rapidement après l'annonce du cancer. Dans mon cas, cela s'est fait une semaine plus tard, car le PAC est nécessaire pour recevoir les chimios : d'abord parce que cela évite de piquer tout le temps dans les petites veines, mais aussi parce que les produits que l'on vous injecte sont puissants et abîmeraient ces mêmes veines.

Le PAC est positionné sur le torse et il est implanté au cours d'une opération sous anesthésie locale. Ça, c'est quelque chose ! Je ne l'ai pas très bien vécu, ça a même été un calvaire pour moi, tant physique que psychologique. J'ai eu mal, le tuyau a fait une fausse route… J'en suis sortie très choquée et perturbée physiquement. Je pleurais et je ne tenais plus debout.

Une fois le PAC posé, c'est très bizarre au début. J'avais l'impression d'être badgée, un peu comme un animal… Mais très vite, vous vous habituez. C'est un outil pour les traitements, un outil vers la guérison, un moyen de rester vivant… Puis, on n'y pense plus, c'est presque un détail, parce qu'il y a d'autres choses qui entrent en ligne de compte : les symptômes, les effets de la chimio… Le PAC, à côté, c'est du pipi de chat !

Il est en revanche assez mal situé, il peut vous gêner dans vos mouvements, pour lever les bras, par exemple, ou avec les bretelles de soutien-gorge, la ceinture de sécurité... J'ai rencontré sur Instagram une femme super qui fabrique des petits coussinets pour éviter les douleurs et la gêne : @moncarredoux.

• LA DERNIÈRE ÉTAPE •

Quand vous entrez en rémission, le PAC n'est pas enlevé immédiatement. Les médecins comptent environ une année avant de le retirer, au cas où... Il faut savoir que la première année est celle où le risque de récidive est le plus grand.

À ce moment-là, alors que vous sortez des traitements, que vous entrez en rémission, ce n'est pas toujours simple de garder le PAC, souvent à cause du regard des autres : quand vous êtes en plein traitement, malade, cela se voit. Vous avez souvent le crâne chauve, et les gens ne posent donc pas de questions. En revanche, quand vous sortez de la maladie et que l'on peut encore apercevoir le PAC sous votre peau, cela entraîne des interrogations. Il faut expliquer et franchement... c'est plus que pénible quand on a envie d'avancer et surtout que l'on souhaite « oublier » le passé. Ce genre de questions, c'est comme une claque qui vous rappelle ce que vous avez vécu, et le fait que vous soyez toujours badgé, et donc que vous n'êtes pas encore totalement libre ! C'est vraiment le regard des autres qui vous rappelle qu'il est là.

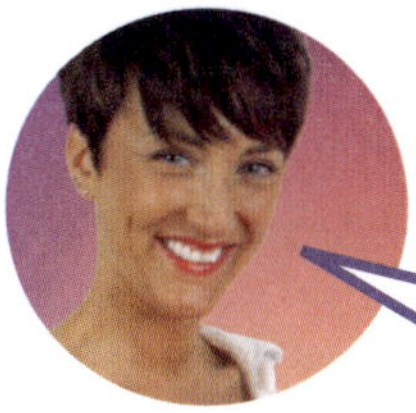

Les CONSEILS de Victorine

Vous n'êtes pas obligé de répondre si vous n'en avez pas envie !
Personnellement, j'aimais m'en amuser quand je n'avais pas envie d'en parler.
Quelques phrases clés rigolotes :
« Tu n'es pas au courant ? Les bracelets électroniques n'existent plus, maintenant on nous badge. »
« J'ai avalé le dé du Monopoly à 9 ans parce que je perdais. Depuis, il est resté coincé là. J'ai toujours été mauvaise joueuse ! »
« Ça ? C'est une nouvelle technologie de puce, quand tu appuies dessus, je peux écouter de la musique, regarder des vidéos, voir les gens à poil... »
L'humour est la clé pour détourner un sujet gentiment !

Vous pouvez avoir envie que l'on vous le retire rapidement, mais en même temps, et de façon assez paradoxale, vous avez aussi envie de le garder. Par superstition souvent, « au cas où ». Vous vous dites que si quelque chose tourne mal, il sera déjà là. D'une certaine façon, il fait partie de vous comme un tatouage, vous n'y prêtez plus attention... Mais surtout, il vous a aidé pendant votre parcours médical, c'est presque devenu un ami.

En fait, j'ai vécu l'extraction du PAC, comme la dernière étape du cancer. Quand vous l'enlevez, c'est que vous n'avez plus besoin de traitements. C'est fini, c'était la dernière partie visible de l'iceberg ; désormais les gens ne vous poseront plus de questions sur le sujet puisque rien n'est visible. Vous êtes libre de parler ou non de la maladie sans que l'on vous l'impose par curiosité. Vous reprenez le contrôle des conversations, vous pouvez choisir de dévoiler ou non votre passé. Vous avez cette sensation de pouvoir avancer de nouveau « normalement ».
Les médecins vous laissent « partir ». C'est une libération ! Le PAC, c'est le commencement et la fin du parcours. On clôt un chapitre pour commencer une nouvelle vie, une vie pleine d'espoirs, d'expériences, et surtout de liberté.

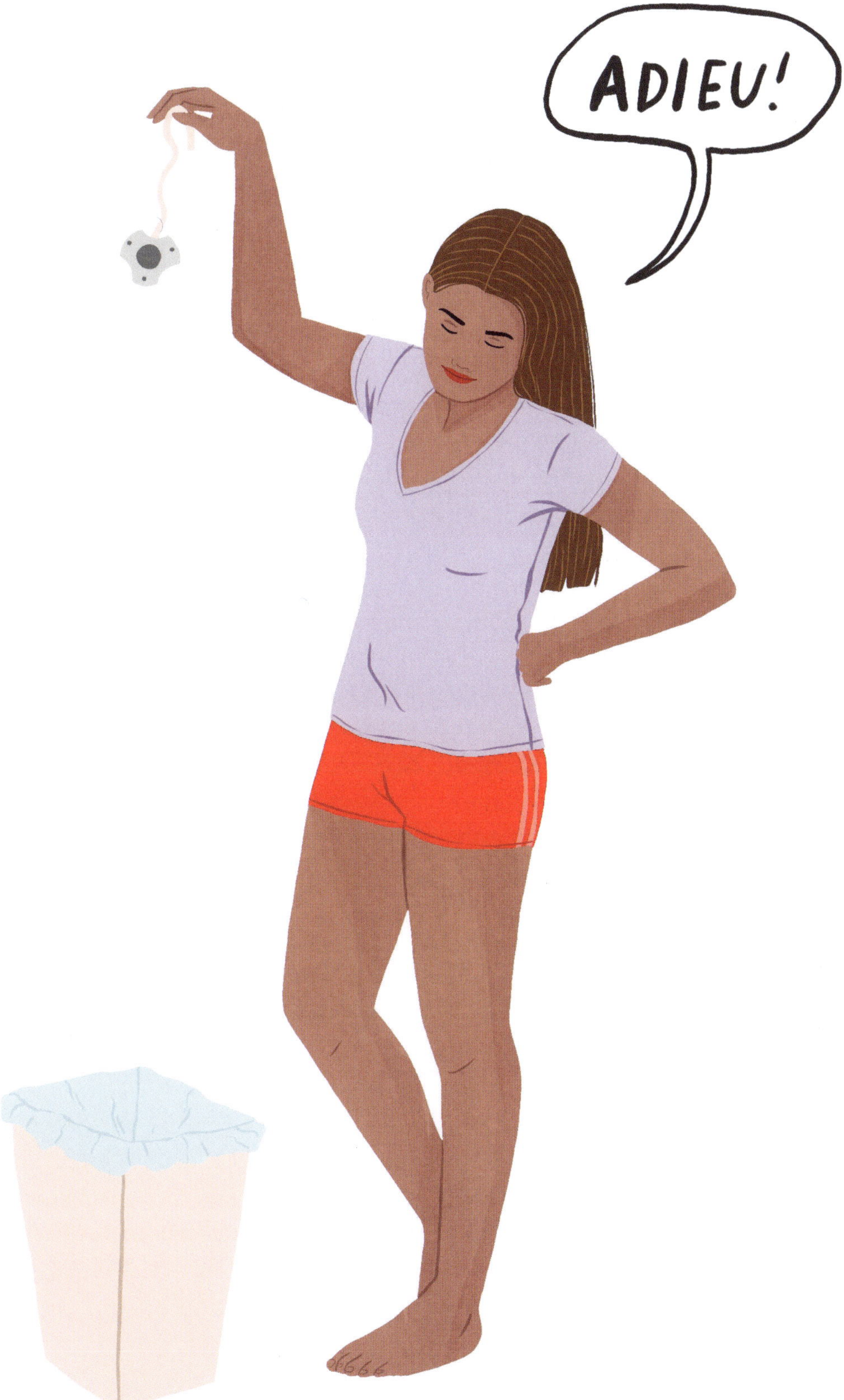
ADIEU!

- APPRIVOISER SES NOUVEAUX CHEVEUX -

Lorsque l'on suit un protocole de chimiothérapie, il est difficile de passer à côté de la perte de cheveux. D'ailleurs, pour beaucoup de personnes, une personne chauve est souvent perçue comme malade, quand bien même c'est un choix et qu'elle est tout à fait en bonne santé.
Pendant plusieurs mois, vous allez devoir vivre avec votre crâne à nu, vous y habituer... ou non. Puis, au moment où vous terminez les traitements, vos cheveux vont repousser. Et contrairement à ce que tout le monde peut croire, c'est une étape qui n'est pas toujours facile, voire parfois impossible à gérer !

• LE SYMBOLE DES CHEVEUX •

La perte des cheveux

Je n'ai pas échappé à la chute des cheveux quand j'ai commencé ma chimiothérapie. C'est l'un des effets secondaires les plus connus, et l'un des plus difficiles à gérer pour les malades à qui cela arrive, car c'est la preuve physique de la maladie. Tous les traitements n'ont pas cet effet, selon les produits utilisés notamment, mais dans un grand nombre de cas, la chute des cheveux et des poils sur le reste du corps (fini l'épilation !) intervient progressivement, généralement entre 15 jours et 3 semaines après la première perfusion. Cela s'appelle l'alopécie. Elle s'explique par la sensibilité des cellules des follicules pileux aux effets du traitement.

Je n'ai pas voulu me couper ou me raser les cheveux avant de commencer à les perdre comme certains malades décident de le faire, pour se préparer. C'est lorsque je me suis réveillée un matin et que j'ai constaté que je perdais des mèches de cheveux, que je portais longs à l'époque, que j'ai décidé de tout raser. J'ai enregistré mon geste sur une vidéo que j'ai posté sur les réseaux sociaux. Ça a été un moment très difficile mais...

Rapidement, j'ai vu mon crâne chauve comme une force. Je voulais montrer au monde entier que j'étais épanouie et que ça « allait le faire ». Je ne l'ai pas caché. Pour beaucoup, un crâne chauve est synonyme de maladie. Je le vois différemment : avec sa forme arrondie et lisse, c'est un casque de soldat qui se prépare à terrasser ce foutu cancer ! Il montre la détermination, la force de votre combat parce qu'être chauve et debout, en train de faire ses courses au supermarché, c'est une bonne leçon de vie pour les autres et pour vous !

La repousse tant attendue ?

Quand j'ai terminé mes traitements, la repousse des cheveux a commencé. À ce moment-là, on est content, car c'est le premier signe de la guérison. On est heureux ! On sent son corps reprendre de la force, la vie revient.

Dans un tout premier temps, j'ai rasé ma première repousse, car mes cheveux étaient poreux à cause des traitements. Cela permet de retrouver de l'épaisseur ensuite. Puis, j'ai laissé pousser pour voir ce à quoi ma nouvelle chevelure allait ressembler. Mes cheveux étaient complètement différents, tout bouclés. Cela arrive très souvent : les cheveux qui repoussent ne sont pas identiques aux cheveux que vous avez perdus, ils repoussent autrement. La pilosité change, et c'est surprenant. Une fois que j'ai eu un peu de longueur, j'ai fait des décolorations, alors que ce n'est pas conseillé du tout ! Les médecins (et les coiffeurs !) recommandent d'attendre au moins 6 mois (ce que j'ai fait), un an dans l'idéal : pour préserver le cuir chevelu qui a été très desséché par la chimiothérapie ou les autres traitements, et parce que les premiers cheveux qui repoussent sont fragiles et qu'il faut les préserver sans les stimuler ou les agresser avec des décolorations.
Je n'ai rien fait de tout cela ! J'étais blonde avec des mèches avant mes cancers et j'ai voulu retrouver très rapidement cette blondeur. Je me suis donc décoloré les cheveux en blond puis j'ai tenté plein de choses. Mais à force de faire n'importe quoi, ce que je ne vous conseille pas, mes cheveux ont brûlé ; ils partaient par poignées.

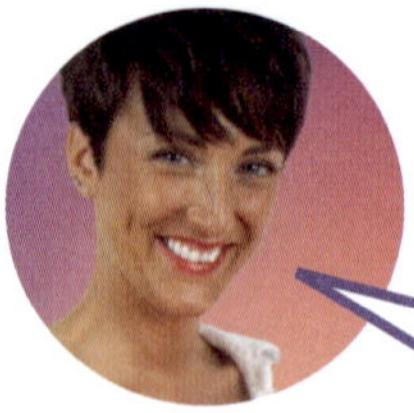

Les CONSEILS de Victorine

Si vous décidez de faire repousser vos cheveux, armez-vous de patience et de confiance car l'étape de transition entre crâne rasé et cheveux qui poussent n'est pas simple ! On a l'impression d'avoir un champignon sur la tête, des épis au réveil le matin, la repousse se fait dans tous les sens... Il faut apprendre à dompter sa nouvelle chevelure et à s'aimer avec de nouveaux cheveux... Sans craquer et les recouper !

Pour la repousse, voici mes conseils :
- **rasez la première repousse pour gagner en épaisseur ;**
- **prenez des compléments alimentaires spécial repousse (style Gummies ou Luxeol) ;**
- **utilisez différents shampoings ; pour ma part, je prends un shampoing bio dans lequel j'ajoute de l'huile de ricin et une huile de repousse cheveux de chez Rosegold. L'autre shampoing est un spécial repousse de chez Luxeol ;**
- **enfin, massez votre cuir chevelu le plus souvent possible, cela stimule la repousse !**

Et pourquoi ne pas lancer un défi à un proche afin qu'il ne se coupe pas les cheveux, comme vous, pendant plusieurs mois ? Ensemble, on est plus fort !

J'ai donc de nouveau tout rasé. Et je me suis sentie bien. Je me suis rendu compte que tous ces essais pour me brûler les cheveux étaient en fait un acte manqué. Je n'étais pas prête à revivre avec des cheveux. La repousse était pour moi plus difficile que la perte de cheveux. Je vais vous expliquer pourquoi...

Le symbole du crâne chauve

Pour moi, et pour peut-être beaucoup d'entre vous, mon crâne sans cheveux représentait ma force, celle que j'avais trouvée durant la maladie, celle qui m'avait permis de passer à travers la douleur, bref, qui avait fait de moi une superwoman. Or, en laissant pousser mes cheveux de nouveau, j'avais peur de perdre cette force ! Je n'avais en fait pas envie de « sortir de la maladie », parce que les gens avaient alors un regard différent sur moi : ils me voyaient en tant que combattante. Et ça me plaisait.

Après avoir brûlé mes cheveux et rasé une nouvelle fois ma tête, j'ai compris que je n'étais pas préparée pour cette repousse, que tout avait été trop vite, que je n'étais pas prête pour ce nouveau moi et, surtout, que c'était normal !

Je me suis sentie moi-même et libérée en ayant de nouveau la tête rasée, cela m'a fait du bien. Je me retrouvais guerrière. J'avais l'impression d'avoir retrouvé ma force.

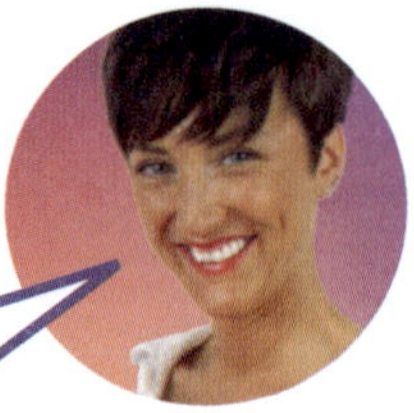

Les CONSEILS de Victorine

Ne vous sentez pas mal de ne pas être « capable » de faire repousser vos cheveux tout de suite, de ne pas vouloir retrouver une tête chevelue dès que la maladie est de l'histoire ancienne et que vous êtes en rémission. Vous allez devoir vous imposer et imposer à votre entourage votre choix, parce qu'il y existe une vraie pression sociale à vouloir avancer à tout prix… Écoutez-vous !
Tout est possible : les laisser pousser, les laisser courts, les raser.
Et cela, aussi longtemps que nécessaire pour vous.
Vous craignez que la puissance dont vous avez fait preuve durant la maladie ne s'essouffle avec votre « nouvelle » identité. Vous avez peut-être peur de perdre ce que vous avez acquis. Les cheveux qui repoussent mènent très vite (trop vite) vers la vie d'après. Or, c'est peut-être bien trop rapide pour vous.

Au contraire, si vous avez envie de laisser pousser vos cheveux, faites-le ! Vous pouvez même mettre une perruque pendant la repousse. Des turbans aussi. Parce que les cheveux qui repoussent, il faut aussi les supporter esthétiquement parlant ! Les longueurs ne sont pas toutes heureuses. Petit conseil : sachez que si vous arrivez à tenir jusqu'à ce que vos cheveux passent la hauteur de l'oreille, c'est déjà beaucoup mieux !

Pour les aidants : ne soyez pas pressants. Les anciens malades ont besoin de temps pour savoir ce qu'ils veulent faire et pour être prêts. La transition est très rapide, trop rapide : ils ont des traitements, et d'un coup, c'est fini et il faut changer de tête. C'est difficile à gérer.

Une féminité intériorisée

Il m'a fallu du temps avant de pouvoir faire repousser mes cheveux. Presque 6 mois de rasage de tête par choix. J'avais besoin de ce temps pour comprendre ce qui m'était arrivé et que toute la force acquise pendant la maladie n'allait pas disparaître. Elle serait toujours là, même avec les cheveux.
Je me suis rendu compte que la repousse des cheveux, c'était aussi la quête d'une nouvelle identité, car après ces épreuves et la maladie, je n'étais plus du tout la même...

Il y a plusieurs facteurs qui m'ont poussé à accepter la repousse : à force de raser, j'ai fait apparaître des croûtes de lait. Cela me grattait beaucoup, ma peau était abîmée. Mon corps me parlait, fini les cheveux courts ! Et puis j'ai fait une séance de photothérapie avec mon crâne rasé... Je me suis vue forte, et j'ai compris que je pouvais avancer... Cela faisait un an que j'étais en rémission, et j'avais toujours cette énergie en moi, MA force que j'avais si peur de perdre.

J'ai aussi compris que la féminité ne vient pas des cheveux longs. J'étais très féminine avant ma maladie, avec beaucoup d'artifices. Or, en continuant ma vie et les sorties avec mon crâne rasé assumé, j'ai appris à me connaître et à me faire confiance. Pendant un an de cheveux rasés, j'ai compris qui j'étais et que j'étais féminine de l'intérieur : vous pouvez être féminine avec des cheveux courts ou rasés. Vous dégagez aussi quelque chose de très beau, de sensuel, et aussi une vraie puissance. Vous êtes à nu et vous assumez votre côté féminin différemment.

Votre féminité vient de vous, de votre for intérieur.

Quand j'ai intériorisé ma féminité, j'ai pu refaire pousser mes cheveux. Tout cela booste la confiance en soi. Si vous développez cette confiance en vous et cette conscience de vous en étant chauve, la repousse est moins compliquée.

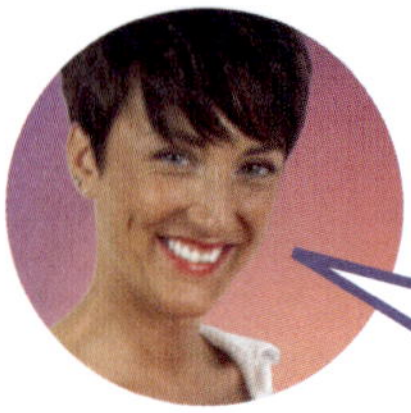

Les CONSEILS de Victorine

Il est essentiel de vous donner du temps, ce temps que vous avez désormais, et que vous n'aviez pas pendant la maladie. La temporalité est désormais différente. Alors que la maladie est une tornade, vous respirez enfin ! Au début, vous êtes généralement heureux, mais tout cela peut faire peur aussi. Donc, prenez votre temps ! Écoutez vos besoins sans faire attention à la pression qui veut que vous passiez à autre chose.

Et rappelez-vous :

- **les cheveux courts sont féminins !**
- **la force ne disparaît pas avec la repousse des cheveux !**
- **vous avez le droit ne pas faire repousser vos cheveux ;**
- **vous avez le temps de décider de ce qui est mieux pour vous ;**
- **cela ne signifie pas que vous voulez rester malade.**

Et puis, surtout : c'est tout aussi normal de vouloir retrouver ses cheveux rapidement !

– Liste des produits de beauté –

Voici une liste des produits de beauté que j'utilise pour mon corps et mes cheveux.

Corps cicatrice

Crème cicatrisante Cicaplast B5 de La Roche Posay

Cils et sourcils

- Roselash et Rosebrow de Rosegold Paris
- Des compléments alimentaires cheveux (aide la pousse de tous poils + ongles)

Cheveux

- Shampoing bio (ajouter de l'huile de ricin, des gouttes de tea tree et Rosehair de chez Rosegold paris)
- Shampoing Luxeol (en alternance)
- Serum Luxeol (en massant le cuir chevelu pour stimuler la repousse)
- Complément alimentaire Luxeol (gummies ou gélules en cure 1 à 3 mois)

Crème solaire

Anthelios de La Roche Posay

Démaquillant

Pommade démaquillante de MÊME Cosmetics

- LA FÉMINITÉ RETROUVÉE -

En vivant des cancers dits féminins, comme moi un cancer de l'utérus et un cancer du sein, il est difficile de reprendre possession de son corps et plus encore de sa féminité. Si en plus vous avez dû subir une ablation, c'est encore plus compliqué de se sentir femme...
Je vais tenter de vous expliquer comment j'ai fait pour y arriver et vous donner des pistes pour que vous y parveniez, vous aussi !

• UNE DÉFINITION PERSONNELLE •

Mais d'ailleurs, c'est quoi « être une femme » ? Qu'est-ce qu'on appelle la féminité ? Dans le *Larousse*, on peut lire : « Ensemble des caractères anatomiques et physiologiques propres à la femme. » Ce qui, dans notre société encore bien genrée et normée, signifie : avoir des cheveux longs, une grosse poitrine et être mince ! On pourrait en plus ajouter à cette définition bien classique le fait d'avoir des enfants...
Je ne suis pas du tout d'accord avec cette définition, bien trop réductrice ! Se sentir femme, c'est un sentiment qui vient de l'intérieur, du plus profond de soi.

On n'est pas femme, on se ressent femme.

Parlons des cheveux, si vous le voulez bien ! De tout temps, les femmes ont porté les cheveux longs, et les hommes aussi d'ailleurs, car cela était pour eux synonyme de puissance (pas pour nous, *of course*...). Ils ont commencé à se les couper peu à peu (parce que c'était plus pratique pour combattre, puis pour travailler), alors que les femmes, elles, « devaient » garder une longue chevelure, que l'on considère encore aujourd'hui comme un signe de sensualité...
Je trouve cela très discriminant : dans mon cas personnel, et pour toutes celles qui ont perdu leurs cheveux suite à la maladie, je crois avoir le droit de choisir la longueur de mes cheveux, parce que, moi aussi j'ai fait la guerre ! Et je l'ai gagnée !
Quant à la maternité, on peut se sentir femme sans avoir d'enfant, sans avoir d'utérus et avec une poitrine mutilée. On peut même être maman de différentes manières et décider, aussi, d'être une femme sans enfants !
En somme, être femme, c'est plus un ressenti qu'autre chose, et il me semble essentiel de se détacher des normes de la société pour se vivre en tant que femme suivant nos propres modèles, nos envies et notre ressenti profond.
Évidemment, cela peut sembler plus simple à dire qu'à faire, et quand vous sortez de maladie, ce n'est pas facile de (re)trouver ses marques...

• TRAVAILLER L'EXTÉRIEUR •

Pour retrouver sa féminité, la première étape reste pour moi de travailler sur l'aspect extérieur, pour l'apprécier, et ensuite travailler l'intérieur. C'est une étape qui peut paraître futile, mais qui est nécessaire pour commencer à prendre confiance en soi.
Il y a une transition, pas forcément simple à vivre, avec les cheveux rasés et la tête chauve que vous avez quand vous sortez des traitements. Certes, les cheveux vont repousser, mais ça prend du temps... Certaines d'entre nous ont aussi un sein en moins, ou un sein reconstruit. Il faut reprendre des habitudes et une vie avec un physique qui n'est pas « féminin » aux yeux de la société.
Je crois qu'il faut alors entreprendre un travail quotidien sur l'habillement, le maquillage, la coiffure, afin de se valoriser et de reprendre confiance. C'est la première étape pour se sentir mieux et plus « femme ».

Je suis partie en Guadeloupe fin 2023. À cette époque, je m'habillais « large », je ne portais plus de robes ou de jupes car, dans mon esprit, ça ne collait pas avec le style de mes cheveux rasés. Bien sûr, c'était une fausse croyance... Un soir, je me suis forcée, avec mes amies, à sortir de ma zone de confort. J'ai mis une jupe un peu moulante. J'ai lâché prise sur un inconfort et j'ai eu une belle surprise, puisque j'ai reçu beaucoup de compliments. Je me suis rendu compte que je m'autosabotais physiquement, que je ne m'autorisais pas à être jolie, à être « féminine » selon les critères de la société... Il était temps pour moi de me laisser aller et d'oser, enfin, me faire belle et me sentir belle !

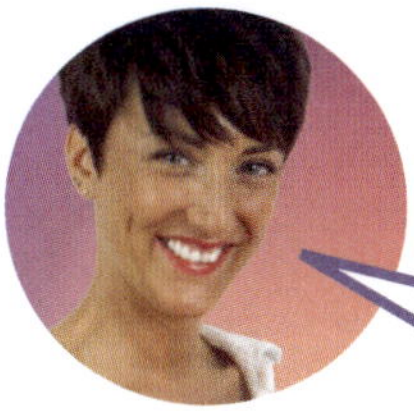

Les CONSEILS de Victorine

Pour vous réapproprier votre image, pour vous sentir de nouveau féminine, voici plusieurs méthodes.

- **Jouer avec votre coiffure : en allant chez le coiffeur et en expliquant votre problématique, vos attentes, vos envies. Demandez-lui de vous apprendre à mettre vos cheveux courts en valeur. Vous pouvez aussi le faire chez vous, avec des amies par exemple : n'hésitez à pas tenter une couleur différente, et pourquoi pas plusieurs !**

- **Apprenez à vous maquiller : soit auprès d'une maquilleuse pro, soit avec des tutos beauté qui sont très nombreux sur Internet. L'idée, là encore, est de vous mettre en valeur, de souligner vos atouts (vos yeux, votre bouche, vos pommettes...). Vous allez vous réapproprier votre image et vous amuser dans le même temps ! N'hésitez pas à contacter une socio-esthéticienne qui pourra vous aider dans votre démarche sur www.cosesocioesthetique.com ou encore fnsefrance.fr, qui proposent des annuaires pour trouver la perle rare pour vous.**

- **Faites une séance de relooking avec une pro : cela peut vous aider à travailler sur votre image, sur vos atouts et ce que vous considérez peut-être comme des défauts.**

- **La « photothérapie » peut également vous aider à vous aimer et à vous réapproprier votre image et votre corps. J'en ai parlé précédemment (voir. p. 81). Cela a été une expérience très importante pour moi.**

En faisant attention à votre apparence, vous allez regagner confiance en vous afin de trouver ce que vous voulez être intérieurement. En trouvant votre image externe, vous allez être plus à l'aise pour passer à la seconde étape : le travail intérieur.

• TRAVAILLER L'INTÉRIEUR •

Le cheminement que je vous propose, qui a fonctionné pour moi, c'est d'avancer à votre rythme, étape par étape, pour vous détacher du regard des autres et revenir à vous, à l'humain que vous êtes. Et vous allez vous rendre compte que l'on peut être féminine sans en avoir forcément les caractéristiques extérieures imposées par la société. Finalement, ce n'est pas l'apparence qui prime. Pour ma part, plus on m'enlevait mes attributs féminins (mes cheveux, mon utérus, puis mon sein), plus je me suis sentie féminine, car j'ai dû aller chercher au fond de moi pour réussir à dire : « Je me sens femme, et je le prouve à travers qui je suis. » Tout est dans ce que l'on fait rayonner de soi à l'extérieur. Et si vous vous ressentez féminine et femme, cela se verra !

IL NE FAUT PAS CHANGER VOTRE PHYSIQUE POUR ÊTRE DANS LES CRITÈRES DE BEAUTÉ ACCEPTÉS PAR TOUS, MAIS CHANGER VOTRE FAÇON DE PENSER À VOUS POUR FAIRE RAYONNER CE QUE VOUS ÊTES AU PLUS PROFOND.

Avec la maladie, vous avez appris à vous connaître et c'est cela que vous faites rayonner. Quant à ce que pensent les autres, mettez tout de côté, fichez-vous de leur opinion. Le charisme et la féminité sont en vous ! Après la maladie, vous reprenez possession de vos moyens, de votre corps, de votre mental... Vous décidez désormais de ce que vous voulez faire de votre vie et de vous. C'est une question d'attitude et de confiance. Assumez-vous et osez ! Vous êtes désormais dans l'être en non le paraître !

Les CONSEILS de Victorine

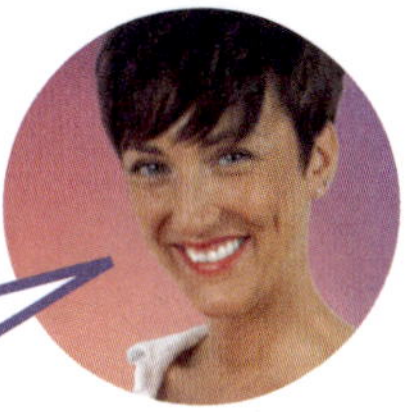

Deux techniques m'ont beaucoup apporté pour retrouver ma féminité intérieure et me sentir bien avec moi-même :

- **Le neurofeedback** (voir p. 28) : c'est une technique de traitement non invasive du cerveau qui permet de réguler et modifier en douceur l'activité cérébrale. Cela peut aider à se réapproprier son physique, sa féminité aussi. Après les séances, tout devient plus fluide, on est plus zen. Cela permet de débloquer des fausses croyances, de faire tomber les « murs »... On se sent plus serein. Cette technique peut aider à reprendre confiance en soi, et donc, à prendre en main de nouveau sa féminité, à se reconnecter à celle-ci.
- **L'hypnose thérapeutique** (voir p. 32) : à effectuer avec un professionnel formé ! Au cours de mes séances, j'ai travaillé sur ma féminité intérieure et j'ai pu me reconnecter avec elle.

Je vous propose également un petit truc qui fait du bien et a de grands bénéfices : le sourire ! Il faut sourire ! Dans la rue, je m'amuse à sourire aux gens qui baissent le regard et sont dans leur bulle. Il y a peu, une dame m'a vue et est rentrée dans la porte coulissante d'un magasin. Elle m'a dit qu'elle avait été « éblouie ». C'est votre envie de dégager quelque chose qui fait que vous allez rayonner. On est tous attirés par les gens ouverts et qui sourient, quel que soit leur physique. Cela fait aussi partie de la séduction.

Prenez le temps d'avancer à votre rythme, pas après pas. J'aime cette phrase qui dit : « Ce que la chenille appelle la mort, le papillon l'appelle renaissance. » Dans votre vie d'avant, vous étiez une chenille. Pendant la maladie, vous étiez dans un cocon, en train d'apprendre. Aujourd'hui, vous devenez un papillon, vivez et envolez-vous !

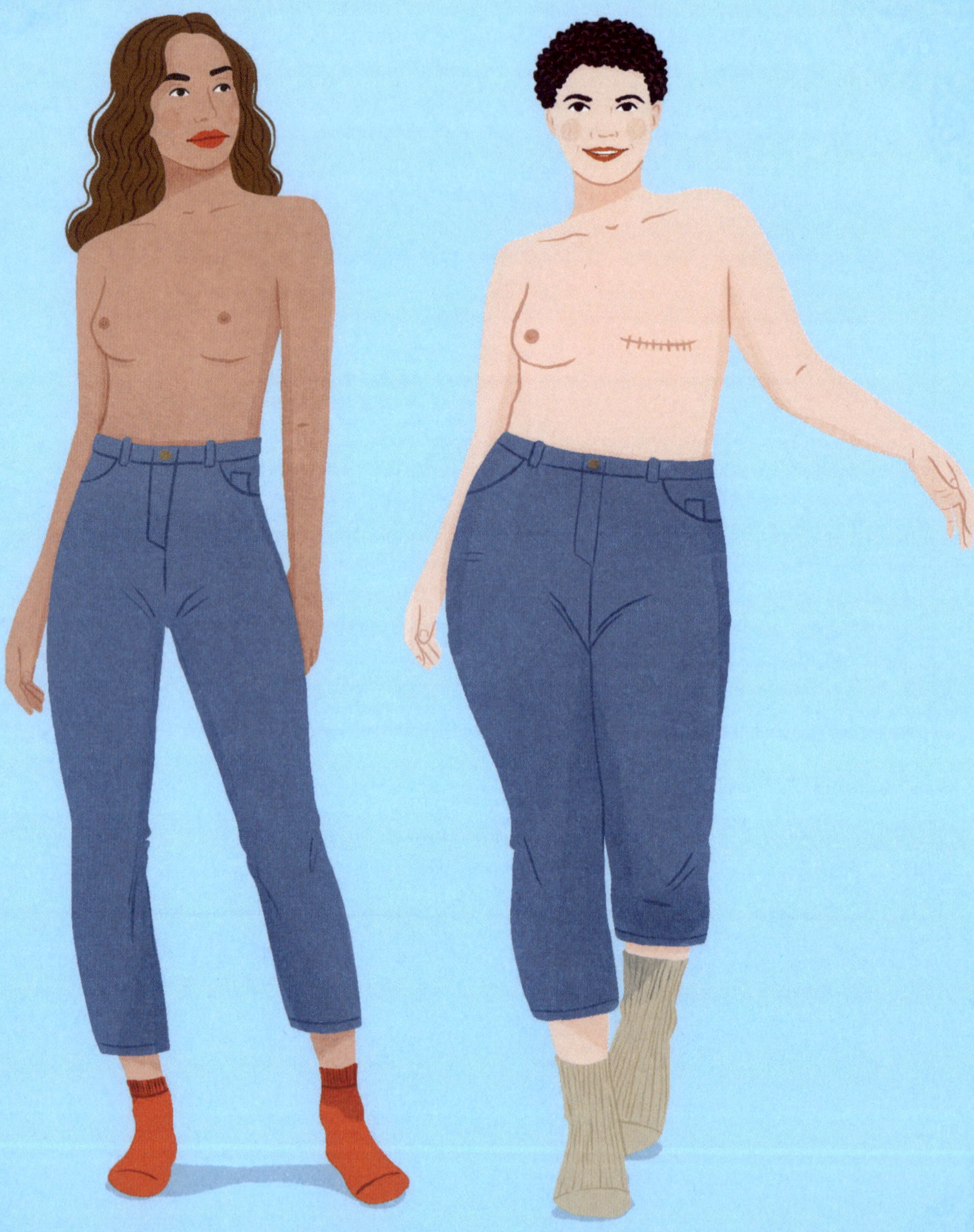

« ET VOUS, VERS LAQUELLE IRIEZ-VOUS ? »

RENOUER DES LIENS

- LES RELATIONS AMOUREUSES EN RÉMISSION -

Au cours de mon second cancer, mon cancer du sein, mon fiancé m'a quittée. Une situation qui, malheureusement, est très fréquente. Une étude publiée dans la revue *Cancer* en 2023 a ainsi montré qu'une femme a 6 fois plus de risque d'être quittée après la découverte d'un cancer qu'un homme dans la même situation ! C'est un chiffre qui peut faire très peur... mais qui n'est pas non plus une fatalité, comme mon amie Caroline va vous le démontrer dans son témoignage !

Cela dit, quand vous sortez de la maladie, vous pouvez avoir envie, plus ou moins rapidement, de retrouver une vie amoureuse. Et c'est là que ça se complique ! En effet, rencontrer quelqu'un n'est jamais simple, mais si en plus vous ajoutez à l'équation le cancer et ses séquelles, cela peut vite prendre l'allure d'un parcours du combattant !

• RETROUVER CONFIANCE •

Quand on vous annonce que vous avez un cancer, votre situation amoureuse peut être très différente si vous êtes en couple, seul ou bien tout juste célibataire parce que, comme moi, votre partenaire vous a quitté, pendant la maladie ou juste après...
Je vais donc vous parler de ce que je connais, c'est-à-dire l'expérience d'une célibataire qui a envie de trouver l'amour en abordant la rémission !

Dans mon cas, le premier gros défi a été de réapprendre à faire confiance, car ma blessure d'abandon était très forte. J'avais envie de rencontrer quelqu'un qui va véritablement m'aimer, assez pour rester avec moi et ne pas m'abandonner, surtout si, par malheur, le cancer revenait (vous comprendrez plus loin que je m'étais trompée et qu'il fallait d'abord me faire confiance à moi plutôt que de faire confiance aux autres)...

Lorsque mon fiancé m'a quittée, j'étais dans un tel état de souffrance que je n'arrivais plus à suivre mes chimios. J'en étais arrivée à un tel point de désespoir que j'avais décidé de me suicider. Oui, le mot est fort, mais c'est la vérité.
Et puis, hasard ou non, la veille du jour lors duquel je pensais que ma vie allait s'arrêter, une amie m'a proposé de participer à une séance de méditation avec un moine tibétain. J'y suis allée et nous avons médité sur la maladie.

Cette séance a été bouleversante à bien des égards : elle m'a guidée dans une introspection très poussée qui m'a permis de comprendre que je n'étais en réalité jamais seule : JE suis et serai toujours là pour MOI-MÊME. Je ne pourrai donc jamais m'abandonner. Cette vérité a été un déclic qui m'a permis de guérir de ma rupture et de passer à autre chose. J'ai compris qu'en me quittant, mon fiancé m'avait permis de prendre conscience que je n'étais pas seule et que, désormais, je serai toujours là pour moi, que je m'accrochais à un souvenir de lui, à des projets faussés par mon imagination trop idyllique, mais que, désormais, cette personne me faisait du mal et ne convenait pas à la situation que je vivais. Il était temps pour moi de vivre dans le présent et de lâcher prise concernant cette relation qui ne menait nulle part.

J'ai compris que, tout au long de ma vie, je m'étais empêchée d'exister, pire, je ne me rendais pas compte que j'existais au même titre que les autres. J'étais donc aussi importante que les gens autour de moi, il fallait que je m'aide avant d'aider les autres. Il fallait que je me priorise et que j'arrête de me bafouer.
J'ai compris : j'existe ! Je suis vivante ! Et quelle chance ! Je ne suis pas seule puisque je suis là pour moi-même, je dois être ma priorité. Et surtout je mérite mieux !
J'ai appris tout simplement à me valoriser.

APPRENDRE À VIVRE AVEC SOI, S'AIMER, C'EST ESSENTIEL AVANT DE RENCONTRER QUELQU'UN.

Pour se lancer dans une nouvelle relation, ne vous précipitez pas. Prenez le temps de guérir de votre passé, mais aussi de reprendre confiance en vous, de retrouver votre féminité si vous êtes une femme. Le couple, ce n'est pas s'oublier ou fusionner. L'autre n'est pas là pour vous réparer. Le couple, ce n'est pas 1 + 1 = 2 mais 1 + 1 = 3 (vous, votre partenaire, et le couple que vous formez ; chacun garde son individualité en plus de ce que vous vivez à deux).

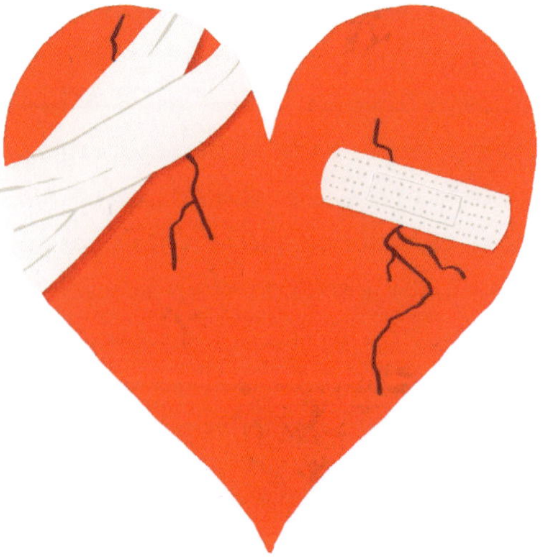

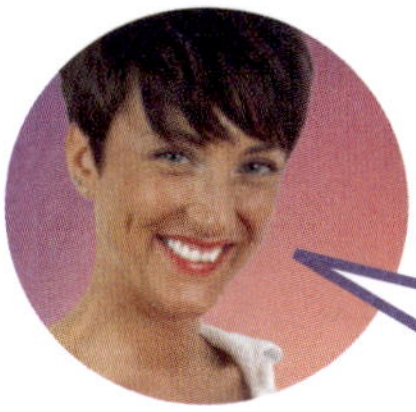

Les CONSEILS de Victorine

Avant de vous lancer dans la recherche de l'amour avec un grand A, demandez-vous pourquoi vous souhaitez rencontrer quelqu'un.

Est-ce pour combler un manque ? Rompre la solitude ? Vous sentir valorisé ? Ce ne sont pas de bonnes raisons pour rechercher l'amour. Si vous avez trouvé une personne pour ces raisons, cela ne fait qu'alimenter votre ego et vos problématiques non résolues. J'appelle cela « l'effet miroir » : votre partenaire reflète tout ce dont vous avez besoin, et vous devenez vite dépendant, car il prend la place du sauveur. Le problème, c'est que si vous en venez à vous séparer, vos problèmes et vos souffrances reviendront parce que vous n'aurez pas été capable de vous guérir seul…

Idéalement, vous devez donc vous sentir bien avec vous-même, vous faire confiance et comprendre, comme moi, que vous vous suffisez à vous-même, avant de partir à la recherche d'un ou d'une partenaire. Cette confiance et cette complétude peuvent se travailler quotidiennement, avec l'aide d'un psy, d'un coach, par des séances de méditation, voire par le neurofeedback dont je vous ai déjà parlé.

Il est très important de se rendre compte que vous vous suffisez à vous-même, que cette rencontre que vous désirez ne viendra pas combler un manque mais vous apportera un plus, comme une cerise sur un gâteau !

Aujourd'hui, j'ai pardonné à mon ancien fiancé, parce que j'ai compris qu'il était parti pour se protéger. Ce n'était ni ma faute, ni contre moi…

• PRENDRE DU RECUL •

En sortant de la maladie, vous pouvez avoir un rapport différent à la vie, aux autres. Votre perception des choses a sans doute changé et vous devez faire face à un nouveau « vous ». Cela concerne à peu près toutes les dimensions de la vie, et ce n'est pas facile de faire face à tous ces changements, à toutes ces évolutions !

Par conséquent, vous avez aussi un rapport différent à l'amour et vous pouvez vous retrouver à avoir envie de rencontrer quelqu'un qui va vous accepter comme vous êtes, avec la maladie comme bagage (et qui peut carrément vous mettre des bâtons dans les roues), mais qui va également coller à vos nouvelles envies et à la nouvelle personne que vous êtes devenue.

Or, ce n'est pas si simple : la personne que vous allez rencontrer peut redouter la maladie, craindre d'être malade à son tour, vouloir des enfants alors que vous non (ou, si vous êtes dans mon cas, ne pouvez pas en avoir). Il y a aussi la question de la sexualité (p. 104), d'être prêt ou non à montrer son corps, qui porte des séquelles, à un inconnu, d'avoir une relation sexuelle, ce qui peut être à la fois déstabilisant et difficile.

Face à tout cela, vous avez peut-être besoin de prendre votre temps ! J'ai pour ma part commencé à m'inscrire sur des applis de rencontre juste après ma maladie, très rapidement donc. Mais je me suis rendu compte que c'était trop tôt. J'ai finalement attendu presque un an avant de m'y remettre. Je n'étais pas prête avant, j'avais trop de choses à comprendre, à régler avec moi-même. Ça ne fait que quelques mois que j'ai recommencé à rencontrer des hommes *via* ces applications.

ASSUMEZ-VOUS, C'EST LE PLUS IMPORTANT !

Je crois qu'il faut apprendre à se suffire à soi-même avant d'aller vers l'autre. En prenant le temps, en vivant quelque temps votre rémission, vous allez évoluer, savoir qui vous êtes vraiment, comprendre vos attentes, et c'est finalement un cercle vertueux qui va se mettre en place : la personne rencontrée sera plus attirée par vous parce que vous aurez pris du recul, elle aura moins peur.

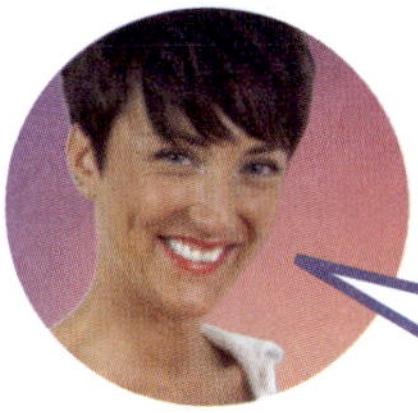

Les CONSEILS de Victorine

PRENEZ VOTRE TEMPS !

Soyez patient, attendez peut-être de vous sentir mieux avec vous, avec votre ancienne maladie… Et ne vous contentez pas de peu, c'est-à-dire de quelqu'un qui accepte votre cancer et ses séquelles. Vous avez le droit à bien plus que ça, vous avez le droit d'être exigeant et de combler vos attentes. Il faut que vous ayez un coup de cœur !

Vous avez de la valeur ! Ne vous contentez pas d'être avec quelqu'un qui ne vous correspond pas entièrement. Tentez aussi des expériences pour vous connaître mieux, pour apprendre, aussi, à parler de votre cancer avec peut-être des mots mieux choisis, sans en faire trop.

Mais c'est aussi normal d'avoir envie de vous lancer tout de suite quand vous sortez de rémission. Vous pouvez faire face à l'échec. Ce n'est pas grave, c'est OK.

• SE DÉVOILER •

Au moment de la rémission on se pose beaucoup de questions concernant les rencontres avec les hommes (ou les femmes selon vos préférences) : faut-il, ou non, parler du cancer et de ses conséquences ?

Au début, quand je me suis inscrite sur un site de rencontres, j'ai décidé de ne pas mettre de portrait de moi, parce que j'avais encore le crâne rasé et que je n'assumais pas auprès des hommes. Je me cachais... Le problème, c'est que lorsqu'ils me rencontraient, beaucoup refusaient de commencer une relation avec moi en me voyant « pour de vrai ».
Quand mes cheveux ont repoussé, je n'assumais toujours pas... Certains hommes rencontrés aimaient beaucoup ma coupe, mais je leur disais que ce n'était pas un choix, que c'était la résultante de mon cancer, et ça, ça ne passait pas.
Un jour, j'ai même essayé de le cacher ! Mais cela demandait beaucoup d'efforts, car je devais cacher beaucoup d'autres choses sur moi et sur ma vie. Quand on s'est finalement rencontrés avec le garçon en question, j'en ai parlé tout de suite, et il n'a pas apprécié que je lui aie en quelque sorte menti.

La question s'est donc vite imposée : faut-il que je me dévoile ou non ? J'ai compris que ça ne servait à rien de mentir ! Si vous voulez construire quelque chose de pérenne, de solide, il faut tout dire. Si la personne est faite pour vous, elle comprendra.

Certes, cela fait deux ans que je suis en rémission et que je n'ai pas trouvé « chaussure à mon pied », mais je suis certaine qu'il est là, quelque part ! Plus j'avance dans ma rémission, plus j'accepte qui je suis, plus je m'assume et moins les hommes sont réfractaires.
Ma perception de la séduction, de moi, du couple, a changé et ça se ressent autour de moi.

Et puis, il y a aussi des histoires dans lesquelles le couple sort renforcé de l'épreuve de la maladie ! Une étude a ainsi montré que parmi les couples restés ensemble pendant la maladie, 37 % déclarent que le cancer a renforcé leur relation. C'est le cas de mon amie Caroline, dont le témoignage est très précieux.

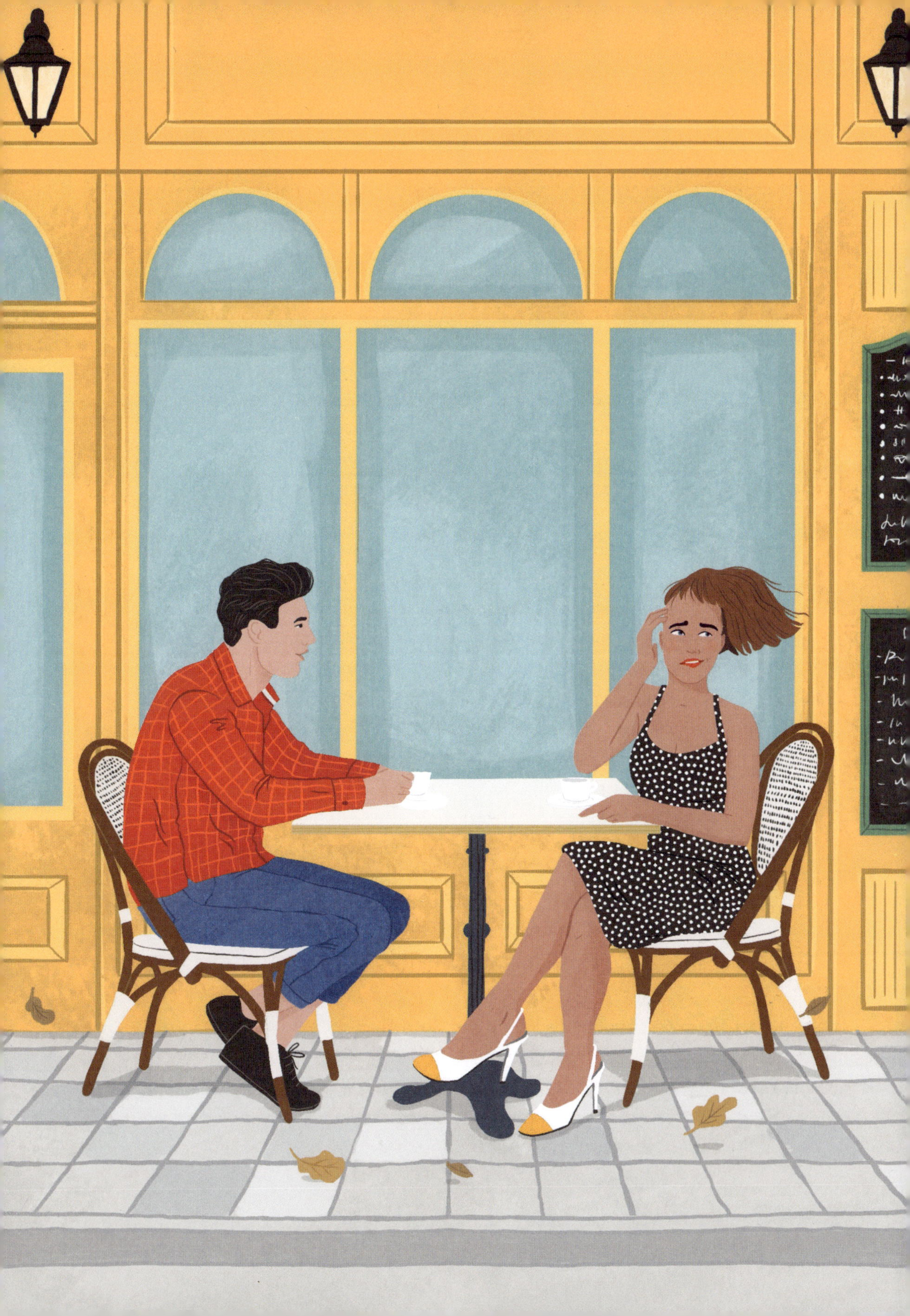

CAROLINE BELLEGARDE

en rémission d'un cancer du sein

Quand j'ai eu mon cancer du sein, j'avais 31 ans et j'étais en couple avec mon amoureux depuis deux ans. Avec ce genre d'épreuves, soit ça passe, soit ça casse. Et nous, contrairement à beaucoup de couples qui se séparent pendant la maladie, voire après, nous avons tenu... Il a grandi et évolué en même temps que moi. Ma vie a changé et il m'a accompagnée dans ce changement.

Je peux même dire que ce parcours difficile a renforcé notre couple, tout comme la rémission. Cela nous a construits, nous a rapprochés. Nous avons traversé les étapes une à une, gravi les marches ensemble... Et aujourd'hui, nous sommes fusionnels. La rémission est comme un aboutissement : nous avons forgé notre alliance ! Nous n'avons plus aucun tabou et je sais que c'est l'homme de ma vie.

Pourtant, quand on traverse cette épreuve et que l'on atteint la rémission, on se pose des questions sur soi, on se demande si on a fait les bons choix, on se recentre, on exprime plus nos désirs et nos envies... L'épreuve du cancer nous a changés et on peut se demander si on veut rester avec la même personne puisque l'on est différent. Je me suis posé la question après la maladie, je voulais partir, voyager. J'étais au chômage, je voulais vivre, faire la fête... Je me suis dit : « Est-ce que c'est un mec pour moi ? » Mais j'ai compris que c'était lui, mon pilier, ma base, et qu'il ne fallait pas faire tout foirer, tout gâcher. Aujourd'hui, je sais que pour rien au monde, je ne vivrais ma vie avec quelqu'un d'autre !

Tout ce que l'on a partagé est si intense, nous avons désormais des bases tellement puissantes.

C'est encore plus fort qu'avant ! Quand j'ai un doute, il me rassure, il le voit, il sait quand je vais mal. Il sent les choses… Et ensemble, on trouve des solutions. Il me connaît par cœur. Et il m'accepte comme je suis, avec mes envies de partir loin, de voyager. Il m'encourage dans mes rêves et mes projets. C'est un soutien de tous les instants. Et c'est rare.

Il n'y a pas que des histoires tristes. Ce n'est pas une fatalité que le couple explose ! Si le compagnon ou la compagne reste pendant les traitements et la maladie, et nous aide à tenir, nous accepte alors que l'on n'a plus de cheveux, un corps différent… on a traversé le plus dur. Certes, la rémission est compliquée, mais je considère que je ne dois pas baisser les bras alors que lui n'a pas baissé les siens quand j'étais malade. Il s'est battu pour moi, et je me bats pour lui. J'ai une pépite qui est restée avec moi, je me dois de faire attention, je dois me recentrer sur notre couple quand tout me semble impossible.

En ce qui concerne les enfants, pour le moment, je ne veux pas en avoir, et je ne sais même pas si je pourrai. Je n'ai pas prélevé mes ovocytes et j'ai moins de 10 % de chance de tomber enceinte. Je n'ai pas d'instinct maternel, je ne suis pas attirée par les enfants. On en a parlé mais, pour le moment, on n'en a pas envie.
Je veux encore profiter, bouger, voyager avec lui. J'ai passé un contrat avec moi-même : je m'occupe de moi en priorité. Je suis au centre de ma vie. J'ai galéré, souffert, perdu un bout de moi-même… Pour le moment, on avance ensemble et on vit au jour le jour, on verra ce que l'avenir nous réserve, on prend le temps de vivre après cette tempête.

- RETROUVER UNE SEXUALITÉ -

Lorsque vous êtes au cœur de la maladie, que vous suivez vos traitements, que vous subissez une opération, vous n'avez généralement pas la tête à penser à votre sexualité. Ni même la forme physique puisque les traitements vous épuisent. Au sortir de la maladie, vous avez peut-être envie de retrouver cette vie sexuelle mise entre parenthèses pendant des mois... ou pas !
Que vous ayez de nouveau du désir ou plus aucune libido, le sexe demeure un sujet très important qu'il n'est pas simple d'aborder et de pratiquer en rémission.

• LA DIFFICULTÉ DE SE METTRE À NU •

Plusieurs aspects sont compliqués quand on veut reprendre une activité sexuelle : le fait de se montrer nu, de se laisser aller face à une autre personne, même s'il s'agit d'un partenaire déjà présent avant et pendant la maladie, mais aussi de devoir gérer les effets secondaires des traitements, pas toujours agréables. C'est notamment le cas quand, après certains cancers du sein, vous devez continuer une hormonothérapie, dont les effets, notamment sur la sexualité, sont importants.

Un corps à (ré)apprivoiser

Pour pouvoir reprendre une sexualité, il faut avoir accepté son « nouveau » corps, mais être également prêt à le montrer à quelqu'un d'autre.
Au départ, vous pouvez avoir peur de vous dévoiler, de vous montrer nu, et c'est OK. Ce n'est pas excitant de voir des cicatrices, des ablations... Même pour quelqu'un qui vous aime déjà.
Puis, quand vous avez envie de retenter des expériences, de reprendre une activité sexuelle, il peut y avoir une phase où vous n'allez pas vous dévêtir entièrement, où vous allez un peu tâtonner : une fois, j'ai décidé de garder mon soutien-gorge, car je ne voulais pas montrer mes cicatrices, j'avais peur que ça ne dérange mon partenaire.

Ce qui ajoute à la difficulté, c'est de devoir donner des explications quand vous vous dévoilez, et ce, même si vous avez uniquement envie d'une aventure qui ne dure pas. En effet, même si vous voulez vivre une expérience simplement sexuelle, vous devez rentrer dans votre intimité, votre parcours de vie, et donner quelques explications. La maladie est toujours là, quelque part...
« Pourquoi tu as des cicatrices, pourquoi tu as un téton/pas de téton/un téton tatoué, pourquoi il te manque un sein, pourquoi ta poitrine est différente d'un côté... » Autant de questions auxquelles il faut répondre alors même qu'on essaie de se réapproprier son propre corps.

Concrètement, j'essaie toujours de parler de ma situation avant, pour éviter la surprise. J'ai des pièces de rechange quand même ! Même si c'est juste physique, j'en parle un peu, pour éviter que l'homme ne soit pris au dépourvu. Je préfère savoir dès le départ si ça va « le faire ou pas » avant de m'engager dans une relation physique.

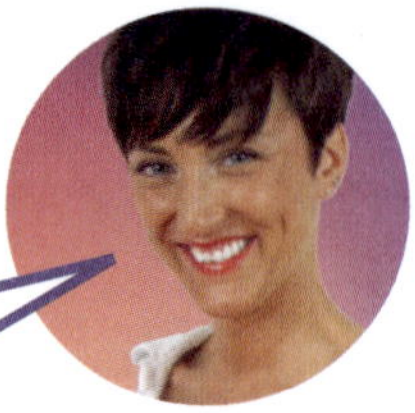

Les CONSEILS de Victorine

L'humour peut vous sortir de bien des situations ! Si vous avez du mal à parler de ce qui est arrivé, essayez de dédramatiser en prenant du recul, et en essayant la légèreté.

Il m'est arrivé de parler avec humour et décalage de mes deux seins, l'un bionique et l'autre naturel, en disant à mon partenaire qu'il avait le choix !

Soyez pédagogue : parfois, la personne en face de vous ne comprend pas forcément ce que vous avez traversé et les conséquences de votre maladie. Vous n'êtes pas obligé de lui faire un cours d'anatomie ou de sexualité, mais n'hésitez pas à lui expliquer ce que vous avez vécu et ce que cela signifie au niveau de votre sexualité (non, le fait de ne pas avoir d'utérus ne veut pas dire que je ne peux pas éprouver de plaisir, ou que j'ai un trou béant dans le ventre…).

Et parfois aussi des douleurs

À la suite des traitements, notamment quand on a eu de la chimiothérapie, une sécheresse vaginale peut apparaître et rendre les rapports intimes douloureux si on va trop vite ou si on ne fait pas attention.
Après mon premier cancer, j'ai attendu le temps conseillé avant de reprendre une activité sexuelle avec mon copain d'alors. Pourtant, au moment de notre premier rapport postopératoire, mes sutures internes ont lâché et j'ai dû être hospitalisée et opérée en urgence. Par la suite, cette expérience traumatisante a compliqué ma sexualité : j'avais peur, j'étais complètement bloquée, dans l'appréhension, à tel point que j'ai développé un vaginisme (c'est un trouble sexuel caractérisé par une contraction involontaire des muscles du périnée qui empêche toute pénétration vaginale).
Il a fallu apprendre à me refaire confiance, à faire confiance à mon corps. Je me suis rééduquée à l'aide d'outils spéciaux qui ressemblent à des petites poupées russes de plus en plus grandes pour élargir le vagin.
Encore aujourd'hui, si cela va trop vite, s'il n'y a pas assez de préliminaires, c'est douloureux. Il faut y aller doucement.

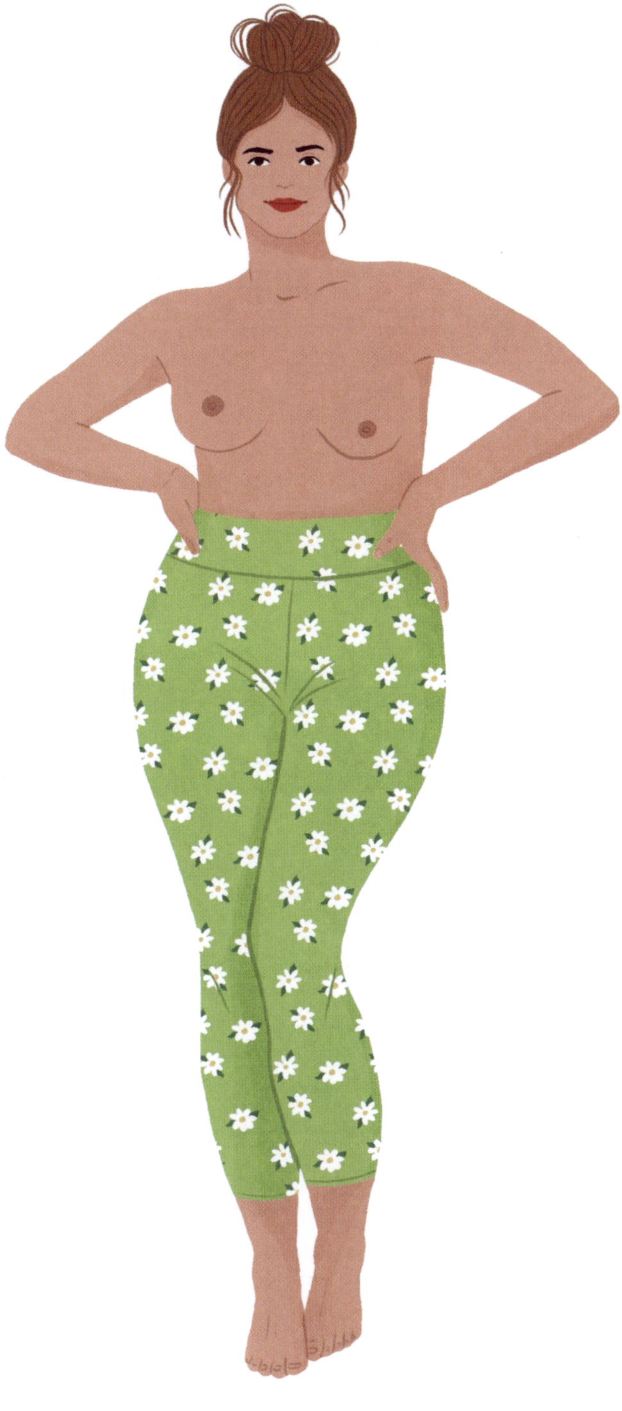

« Aujourd'hui plat du jour.
sein en plastique rebondit et ferme ou naturel
en mode flamby pour un palper plus souple ? »

• RETROUVER UNE SEXUALITÉ ÉPANOUIE QUELLE QUE SOIT SA FORME ! •

Retrouver confiance

Maladie et sexualité sont deux mots qui ne vont pas très bien ensemble quand on y pense dans un premier temps, surtout quand vous êtes atteinte de cancers dits féminins. Ajoutez à cela que le sexe, quand vous êtes bien portant, peut déjà être un sujet délicat : nous n'avons pas tous le même rapport à la sexualité, à l'intimité, au fait de se dévoiler, de laisser un autre entrer dans notre jardin secret (sans mauvais jeu de mots)... Pour certains, cela se fait naturellement, pour d'autres, c'est une source de stress.

Après la maladie, au moment de la rémission, la question de la confiance en soi est vraiment centrale. Votre corps a changé, il faut l'appréhender différemment, avec ses atouts et ses manques, avec ses nouvelles cicatrices et ses bosses. Le maître-mot, encore une fois, c'est de prendre son temps ! Il faut y aller par étapes, doucement, pour se refaire confiance. Et si le ou la partenaire peut vous aider, c'est encore mieux. Mais le vrai déclic viendra de vous.

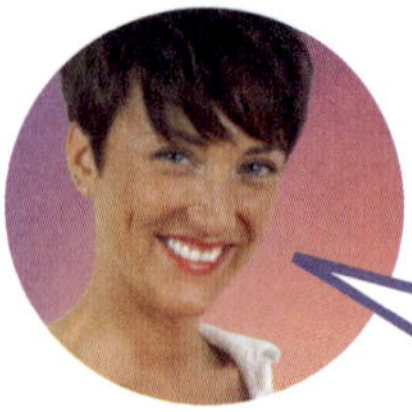

Les CONSEILS de Victorine

Rappelez-vous toujours que :

- **on a tous des corps différents, mais si vous vous sentez beau ou belle, si vous avez envie d'apporter du désir, vous pouvez, par votre comportement, avec un regard... enflammer quelqu'un et éveiller le désir. Quand vous pensez que vous pouvez être désirable, vous le serez ;**
- **le travail sur la féminité intérieure va vous aider à reprendre confiance en vous (voir p. 84). Personnellement, je vois une grande différence entre le début de ma rémission et aujourd'hui. Je m'accepte mieux ! J'assume mon corps. Plus j'évolue sur mon féminin intérieur, mieux je me sens et cela a des conséquences sur ma sexualité et sur mes relations.**

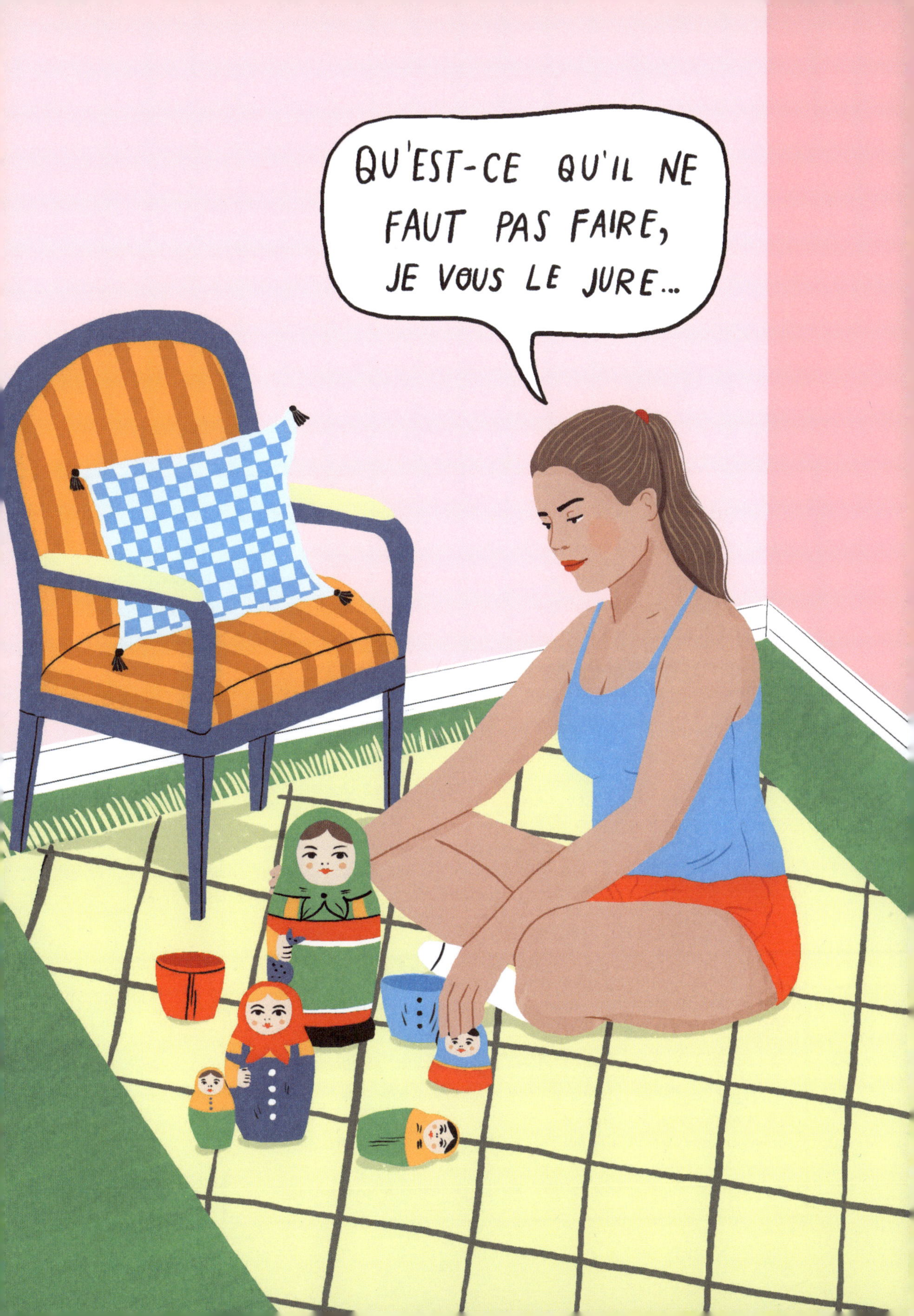
QU'EST-CE QU'IL NE FAUT PAS FAIRE, JE VOUS LE JURE...

Et en pratique

Selon les personnes, le désir sexuel revient ou non après la maladie. Cela dépend de vous, mais aussi des potentiels traitements que vous avez encore et des « séquelles » de votre maladie. Si vous suivez une hormonothérapie, par exemple, vous pouvez avoir comme effets secondaires une libido à zéro, de la sécheresse vaginale, mais aussi un moral en dents de scie qui n'est pas très propice à une envie de câlins sous la couette.

Il n'y a pas de bonne ou de mauvaise sexualité et l'on peut être heureux quel que soit son choix en matière de sexualité, qu'elle soit active ou en sommeil.
De mon côté, j'ai eu une période au début de la rémission où je n'avais plus de désir. Aujourd'hui, j'ai retrouvé l'envie. En revanche, ma vision du couple a changé avec la maladie. Je cherche quelqu'un d'ouvert, qui serait prêt à expérimenter. Pourquoi pas les couples libres, le polyamour...
Dans mon esprit, on n'appartient à personne, il n'y a pas d'exclusivité. Nous sommes libres d'expérimenter. Ce n'est pas nouveau pour moi, mais ma retraite spirituelle m'a beaucoup ouvert l'esprit, encore plus ! J'ai ouvert des portes après la rémission : j'ai envie de découvrir, de tester.

Mais ce n'est pas le cas pour tout le monde. Et pour certains, c'est très difficile au niveau de la sexualité. Dans tous les cas, c'est OK ! Nous sommes tous différents, chacun vit ce qu'il peut comme il le veut, et inversement.

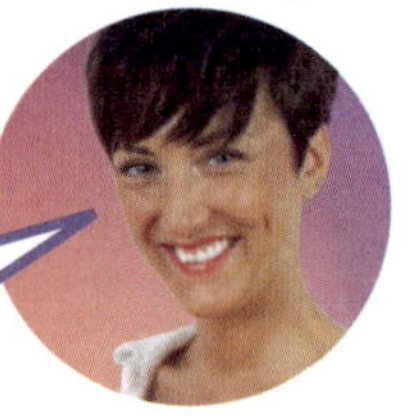

Les CONSEILS de Victorine

**Si vous avez des problèmes de sécheresse vaginale, n'hésitez pas à utiliser du lubrifiant et à prendre tout le temps qu'il faut pour vous « préparer » et ne pas avoir de douleurs.
Si vous ressentez quand même des douleurs, parlez-en à votre partenaire pour envisager le sexe différemment. La pénétration n'est pas la panacée et vous pouvez avoir des relations sexuelles satisfaisantes sans cela.
Pour rapprivoiser votre sexualité, n'hésitez pas à utiliser des sex-toys, qui vous permettront de stimuler votre clitoris.
Cela peut être une solution à deux ou seul.
Vous pouvez d'ailleurs retrouver une sexualité en solo avant de la retrouver en couple !
Il vaut mieux se satisfaire avec ses jouets qu'avoir un date Tinder raté !
Je pense d'ailleurs que les sex-toys peuvent aider à retrouver une sexualité quand on n'est pas prêt à montrer son corps à quelqu'un d'autre.**

– Le produit qui peut vous aider –

Contre la sécheresse vaginale et les inconforts :

Baume Vulve de Baûbo

CONSEILS pour les partenaires

Je sais que cela peut paraître difficile, voire frustrant, quand votre partenaire n'a plus de désir envers vous. Ne remettez pas en cause son amour pour vous ! SPOILER ALERT : LE DESIR N'EST PAS DE L'AMOUR !
Comprenez simplement que la problématique vient des traitements, de la confiance en soi perdue, conséquences des changements du corps dus aux opérations. Votre partenaire sait que cette problématique est liée à lui ou elle et culpabilise sûrement à l'idée de vous priver de ces besoins naturels. Soyez compréhensif, communiquez !
Si le besoin est trop grand, il existe des alternatives (jouets, préliminaires sans passer à la pénétration...). Discutez-en ! Testez ! Trouvez votre équilibre. Et surtout, laissez-vous du temps, profitez-en pour faire des sorties, redécouvrir votre partenaire, pratiquez des activités pour maintenir votre complicité à flot ! Parce qu'un partenaire, c'est avant tout un ami, un confident, vous comprendrez alors que votre conjoint est toujours là, qu'il ou elle vous aime toujours, et que, parfois, l'amour devient différent avec le temps.
Cependant, si le problème persiste, n'hésitez pas à consulter un spécialiste.
Ce n'est pas une honte d'aller voir un médecin pour en parler, au contraire, cela attestera de votre maturité et votre détermination à préserver votre relation. Et surtout, cela prouvera votre AMOUR !

CAROLINE BELLEGARDE

en rémission d'un cancer du sein

La sexualité après la maladie, c'est compliqué !
Avant, on était très actifs, c'était le début de notre histoire. Puis, pendant les traitements, notre sexualité était inexistante ou alors vraiment minime. Au début de ma rémission, je n'avais plus aucun désir. C'était dû à un dérèglement hormonal lié aux chimios, mais aussi à mon rapport à mon corps qui était compliqué : j'ai eu du mal avec mon nouveau sein, mes cheveux courts... je n'achetais pas de lingerie, parce que je ne me trouvais pas sexy. C'était très dur pour moi. Le corps et l'esprit ne sont pas toujours en adéquation.

Mon compagnon a compris très vite qu'il ne fallait pas insister. Il me respecte complètement. Mais en conséquence, il n'est plus demandeur ! Toutefois, quand on le fait, c'est incroyable ! C'est miraculeux ! Cela fait deux ans que je suis en rémission maintenant et je commence de nouveau à avoir envie ; le désir revient. Pour cela, j'ai quand même mis en place des actions : j'ai consulté une naturopathe, je prends des compléments alimentaires qui m'aident. Je réapprivoise l'envie que j'avais perdue depuis quatre ans. Je fais des efforts, et on communique beaucoup avec mon amoureux.

Il m'a rassurée sur son amour et son désir. Il aime aussi beaucoup les moments de câlins. On adore ça, pas besoin de sexe. Mais j'aimerais qu'on s'y remette ! Je voudrais que l'on consulte un sexologue : il est plutôt OK sur la proposition. On essaie de mettre des solutions en place, on discute beaucoup pour améliorer la situation.

- S'AFFIRMER FACE AUX AMIS ET À LA FAMILLE -

Vous l'avez sans doute vécu au moment de votre cancer et ensuite : certains liens se distendent quand d'autres se resserrent. Dans la mesure où vous sentez que vous avez changé, que vous avez évolué, il peut être difficile d'avoir des relations apaisées avec votre entourage. Comment faire pour vivre en bonne harmonie avec des personnes qui n'ont pas vécu ce que vous avez traversé et qui ne comprennent pas forcément votre nouveau vous ?

• ÇA PASSE OU ÇA CASSE ! •

Mon expérience avec la maladie et la rémission m'a montré que, dans mon cas, et peut-être aussi dans le vôtre, « ça passe ou ça casse » prend une toute nouvelle dimension.
Quand j'ai appris que j'étais malade, j'ai perdu un certain nombre d'amis, qui se sont éloignés et qui ont disparu de ma vie. Beaucoup même... je ne m'y attendais pas forcément. Mais les amis qui sont restés, je sais qu'ils vont rester toute ma vie ! Je sais sur qui je peux compter. Le premier tri a lieu à ce moment-là.

Et puis, il y a l'après, la rémission, un moment qui arrive après une grosse épreuve, qui vous a changé au plus profond de vous-même... Or, vos amis et votre famille n'ont pas évolué à la même vitesse que vous, et ne sont pas forcément conscients que vous n'êtes plus le ou la même. Face à ce décalage, il est fort possible que votre entourage vous trouve changé, vous dise, comme me le disait ma mère : « Tu es devenue très dure ! »

En effet, après le cancer, vous n'aurez peut-être plus envie de faire de concession, vous n'aurez plus de patience (parce que vous êtes désormais votre priorité, vous savez ce que vous voulez dans votre vie et surtout ce que vous ne voulez plus).
Au cours de la maladie, on a en effet pris conscience que l'énergie était hyper importante : pour ma part, j'avais beaucoup de mal à respirer correctement, à me concentrer et c'est là que j'ai su que l'énergie était précieuse...

Par conséquent, dépenser désormais de l'énergie pour ceux qui ne comprennent pas qui vous êtes devenue, qui vous font du mal, ce n'est plus possible. La solution la plus simple alors semble être de couper les ponts ou de s'éloigner de ceux qui vous blessent ou avec qui vous n'êtes plus sur la même longueur d'onde. C'est ce que j'ai fait avec des amis, mais aussi avec un membre de ma famille, une cousine dont j'étais très proche avant d'être malade. C'était une façon de me protéger, pour ne pas souffrir d'une relation qui ne me correspondait plus. Méthode drastique, me direz-vous, mais c'était pour moi la seule façon de me protéger afin de « garder » ce nouveau moi qui me plaisait tant. Je refusais de revenir en arrière ! Il était inconcevable que je perde tout ce que j'avais acquis au cours de la maladie. Les gens qui vous font des reproches ou qui pleurent sur leur sort pour des broutilles alors que je savais que la vie était si précieuse, non merci !

Avec le temps et le travail que j'ai fait sur moi, j'ai compris que ce n'était pas la meilleure solution, et qu'il y avait d'autres moyens de gérer mes « nouvelles » relations avec mon entourage, parce que finalement, nous sommes tous différents et nous avons tous notre propre réalité. Chaque être humain est l'acteur principal de sa vie, il a ses pensées, son vécu. Et je me suis dit que si je n'acceptais pas ça, alors je ne valais pas mieux que les gens qui n'acceptaient pas mon évolution.

L'importance du pardon

Si vous êtes dans le cas de figure où vous avez mis fin à des relations avec des membres de votre entourage par manque de compréhension de leur part, parce qu'ils vous faisaient du mal, parce que vous n'aviez plus la même façon de voir les choses… mais qu'au fond de vous, vous avez toujours une petite voix qui vous dit : « Mais comment il ou elle va ? Comment va sa vie en ce moment ? », peut-être qu'il est temps de pardonner.

EN PARDONNANT AUX AUTRES, VOUS VOUS PARDONNEZ À VOUS-MÊME.

Le pardon arrive quand vous avez pour objectif d'avancer, et doit se faire pour vous : vous vous pardonnez en pardonnant aux autres. En effet, quand on en veut à quelqu'un, c'est parce qu'il a fait du mal à notre ego et que l'on s'est remis en question face à lui (« C'est de ma faute, j'ai fait quelque chose de mal pour qu'il pense ainsi… »). On se sent généralement mal en fonction de soi-même, parce que l'on manque de confiance en soi. En pardonnant à l'autre, on comprend que sa réaction, qui a mené à la rupture, n'avait finalement rien à voir avec nous, mais tout à voir avec lui. Vous reflétez ce qu'il n'a pas encore acquis et que son « moi profond » souhaite réellement sans qu'il en ait conscience.
Le pardon est une façon de se valoriser et de s'affirmer auprès de vous-même, tout en trouvant un équilibre.

Je vous concède que tout cela est très difficile à mettre en place, et qu'il faut s'entraîner tous les jours. Mais ça en vaut la peine !

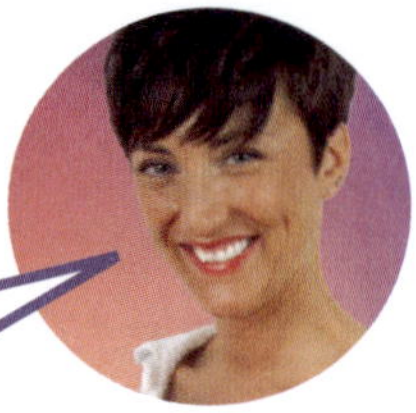

Les CONSEILS de Victorine

Dans la vie, nous évoluons tous différemment. Personne ne vous oblige à rester amis avec vos amis ! Chacun réagit comme il veut, mais il ne faut pas souffrir à cause de l'amitié.
Il faut être en accord avec vous-même, ce que vous attendez, ce qu'ils attendent… Et voir si cela fonctionne avec votre nouvelle perception des choses.
Si vous pensez que ça vaut la peine, qu'il ne s'agit que de petits ajustements, que tout est possible, alors, oui, faites l'effort et travaillez à garder votre amitié, même un peu différente d'avant. Mais si vous vous sentez trop faible face à une amitié qui vous fait du mal, il vaut mieux couper les liens le temps de trouver la force nécessaire pour ajuster cette relation. Je pense également que le temps, une fois de plus, a un grand pouvoir, notamment pour apaiser les cœurs.
Soyez conscient de ce que vous voulez, toujours, et pensez à vous !

Observer ce qui arrive…

À la suite de la retraite Vipassana que j'ai effectuée en mars 2024, j'ai appris beaucoup de choses sur moi et sur la façon dont je voulais mener ma barque. Cette retraite a fait résonner des choses dans mon rapport à l'amitié et plus largement aux événements de la vie.
J'ai par exemple compris que couper des liens pour me protéger d'une souffrance n'était sans doute pas la meilleure chose à faire. Il faut en effet réussir à observer ce qu'il se passe, ce qui nous arrive et à « laisser passer », sans projeter de sentiments ou d'émotions sur l'événement en question. Cela a l'air difficile – et ça l'est –, mais c'est le meilleur moyen de ne pas souffrir.
En jugeant ce qui nous arrive, par exemple, les amitiés qui nous font du mal, ou les relations familiales qui nous heurtent, on ressent de la souffrance. Au contraire, en arrivant à ne pas juger les événements de notre vie, nous stabilisons nos émotions : nous ne sommes ni trop heureux (avec risque de dégringolade après la joie), ni trop malheureux. Il s'agit de trouver l'équilibre, tout en lâchant prise.
J'ai décidé de fonctionner de cette manière dans mes relations désormais. Si ça ne colle pas, au lieu de couper les ponts, je vais essayer d'analyser sans juger et en étant dans la compassion, sans prendre les choses à cœur. C'est compliqué, je le sais, mais je suis déterminée ! Cela fait partie de mon évolution.

Communiquer

Quand nous entrons en rémission, pour beaucoup, nous sommes une autre personne. Or, et ce n'est pas bien accueilli par tout le monde, nos proches peuvent nous faire culpabiliser, non pas méchamment, mais parce qu'ils sont tristes et déboussolés : l'ancienne nous leur manque ! Ils sont en deuil.
Combien de fois ai-je dû répéter à ma famille, à ma mère qui se plaignait que j'avais changé, que je n'étais plus la même, et même que l'ancienne Victorine était morte. C'est très extrême, bien sûr, et vous n'êtes peut-être pas du tout dans ce cas-là, mais il est fort possible que votre entourage ait du mal avec votre évolution. Il peut être dans le jugement et ne pas comprendre vos choix.
Cela est d'ailleurs compréhensible : les gens autour de vous, vos proches, même en étant aidants, n'ont pas évolué de la même façon que vous, ils n'ont pas subi vos traumatismes, du moins, pas de la même manière que vous, même s'ils étaient spectateurs.

D'autres veulent passer à autre chose, pensent que vous êtes guéri et ne comprennent pas ce que le mot rémission veut dire concrètement. Finalement, ce sont les proches « proches » qui comprennent ce que vous vivez...

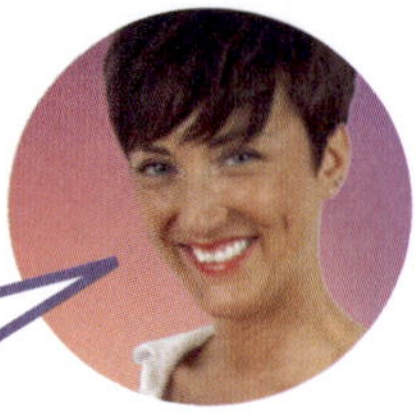

Les CONSEILS de Victorine

Il faut vous écouter, vous affirmer et prendre confiance pour être qui vous êtes vraiment.
Cela ne signifie pas forcément rentrer dans des disputes, mais nécessite de communiquer au maximum. On a tendance à penser que les gens sont dans notre tête. Or, si vous ne parlez pas de vos problèmes, des choses qui vous gênent, ils ne sauront pas ce qu'il se passe, ils pourront vous blesser accidentellement...
Il est donc essentiel de communiquer et aussi d'éduquer.

Ayez toujours confiance en vous et écoutez votre cœur ! Pas vos envies, non, votre cœur. L'envie amène le désir et quand on possède quelque chose, on peut souffrir de sa perte. Or, si vous écoutez votre cœur, c'est différent : c'est de là que tout coule de source. Vous « vibrez » vos choix de vie, vos décisions. Votre entourage va finir par vous laisser tranquille parce qu'il n'y a rien à contrer si ça vient du cœur.

Attention, d'une part, c'est compliqué, et d'autre part, c'est un vrai travail à faire au jour le jour ! Cependant, ce n'est pas impossible et je reste persuadée que vous en serez capable à force de motivation.

UN MOT POUR LES AIDANTS

Je peux comprendre votre désarroi, la « déception » de perdre la personnalité tant aimée de votre ami, de votre sœur, de votre fille… Cependant, laissez-moi vous rappeler que votre souffrance est causée par un souvenir passé. Le monde est en évolution constante, tout est mouvement, chaque individu se transforme pour devenir une meilleure version de lui-même.
Un conseil alors : pensez exclusivement à l'amour, et non au passé ! Si vous aimez cette personne, c'est pour ce qu'elle est et pas ce qu'elle était. Si vous aimez vraiment cette personne, alors la compassion s'installera, et tout sera plus fluide. L'amour efface toute trace de jugement, de tristesse, de doute.
La vie, c'est l'école de l'amour. Apprenez à aimer plutôt que rester dans un passé terminé, un futur qui n'a pas commencé. Aimez et vivez le moment présent pour être en paix.

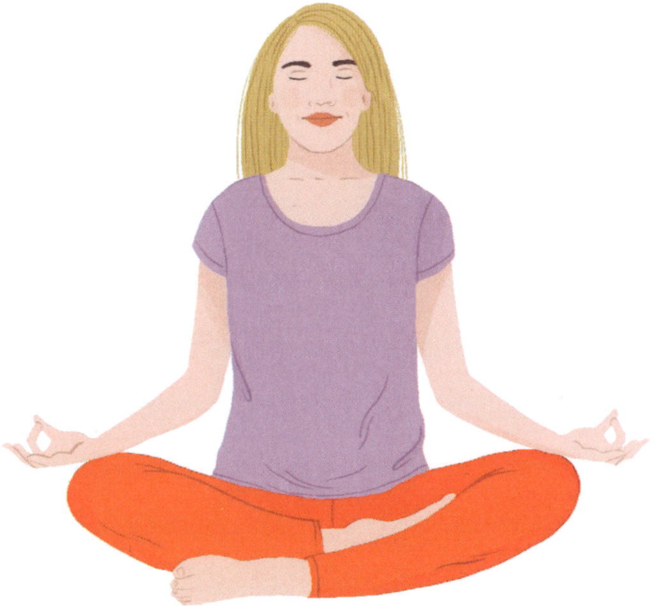

(RE)VIVRE EN SOCIÉTÉ

- REVENIR AU TRAVAIL APRÈS LA MALADIE -

Quand vous faites face à un cancer, toute votre vie est remise en cause. Et dans cette nouvelle configuration, le travail en est un pan très important. De nombreuses personnes sont en poste lorsqu'elles apprennent la maladie et doivent prendre des décisions concernant leur emploi. Est-il possible de travailler pendant les traitements ? Doit-on se mettre en arrêt maladie ? Est-il possible de bénéficier d'un mi-temps thérapeutique pour gérer au mieux la maladie ? De nombreuses questions apparaissent... et perdurent au moment de la rémission !
En effet, après avoir subi des protocoles et des opérations, après avoir traversé de nombreuses souffrances, il est temps de recommencer à travailler pleinement. Comment aborder alors cette nouvelle vie professionnelle ? Comment allier votre nouveau « moi » et votre travail ?

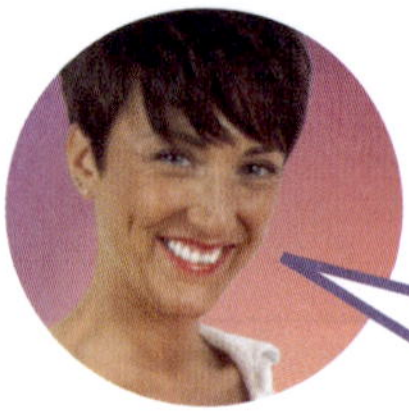

Les CONSEILS de Victorine

J'ai tendance à penser qu'il est toujours mieux de dire la vérité. Ce n'est pas toujours simple selon l'entreprise dans laquelle vous travaillez, c'est vrai.

Mais rappelez-vous que :
- **vous êtes un être humain et comme tous les êtres humains, vous pouvez tomber malade. Le dire n'est pas une honte ni une forme de faiblesse ;**
- **en mettant au courant votre hiérarchie, votre boss, vos collègues, vous instaurez un lien de confiance et une humanité dans vos rapports. Vous pourriez même recevoir du soutien de leur part. Cela vous permettra aussi de savoir si votre entreprise est « humaine » et si vous avez envie de continuer à travailler avec elle.**

Si vous n'avez pas la possibilité de parler de votre maladie dans le cadre professionnel pour des raisons qui vous regardent, c'est OK aussi. Chacun fait comme il peut ou veut suivant sa situation et ses ressentis.

• EN PARLER OU NON •

Il y a autant de cas de figure que d'individus. Et pour parler de la reprise du travail, il faut en premier lieu parler de vos choix pendant la maladie.
Alors que certains décident, ou sont simplement forcés par les événements, d'annoncer à leur hiérarchie qu'ils sont malades et qu'ils vont devoir s'absenter partiellement, ou non, pour recevoir leurs traitements, d'autres préfèrent ne rien dire. Ils vont alors jongler avec leur emploi du temps pour travailler la journée et recevoir leur chimio le matin, par exemple. C'est le cas de mon amie Édith, dont le témoignage un peu plus loin est assez édifiant.

Dans mon cas, j'étais indépendante avant de tomber malade : je pratiquais des soins énergétiques. Quand j'ai commencé mes traitements, j'ai dû arrêter, car je n'avais plus aucune énergie pour moi, donc encore moins pour aider les autres. Je n'ai pas eu à annoncer mon cancer à qui que ce soit dans un cadre professionnel, ce qui a sans doute facilité les choses.

Si vous êtes en rémission et que vous avez gardé pour vous votre maladie, peut-être que continuer votre travail comme vous l'avez toujours fait ne vous posera aucun problème. Attention cependant à prendre soin de vous et à reconnaître vos limites. Il n'y a pas de honte à prendre quelques jours de congé ou des RTT quand et si vous sentez que vous êtes fatigué, que la concentration est difficile, que vous êtes tendu...

Si vous avez été arrêté pendant la maladie, votre hiérarchie est a priori désormais au courant que vous avez été malade. Il va falloir préparer votre retour afin de mettre toutes les chances de votre côté pour que cela se passe le mieux possible. Je vais vous en parler un peu plus loin.

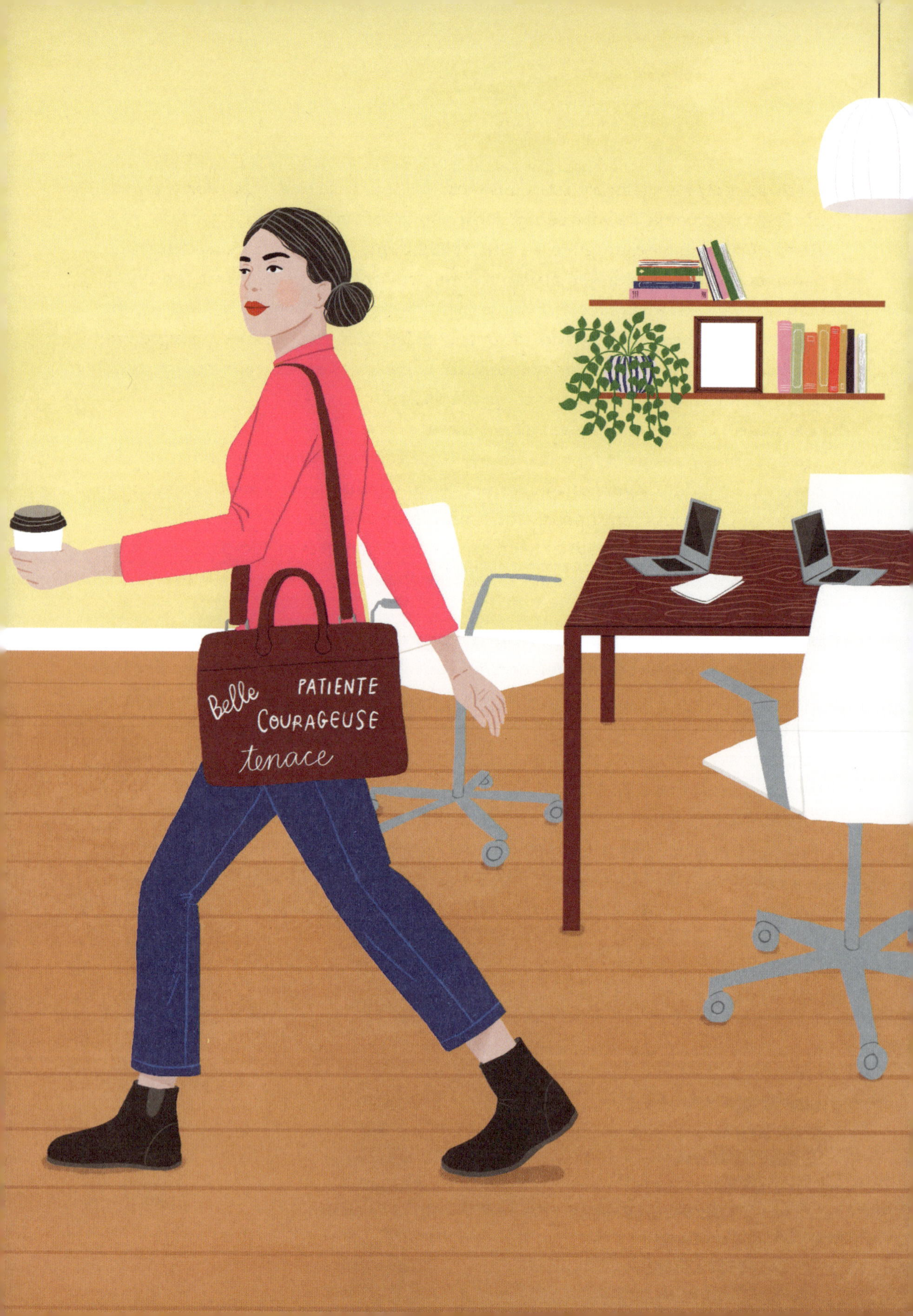
Belle
PATIENTE
COURAGEUSE
tenace

• LA REPRISE •

C'est une étape très importante dans votre parcours, surtout après une maladie. Et c'est bien normal de vous sentir stressé ou un peu angoissé à cette idée.
Vous avez vécu une épreuve et vous vous demandez sans doute comment concilier les séquelles de la maladie, comme la fatigue chronique ou le brouillard mental, avec votre travail.
La première chose que j'ai envie de vous rappeler, c'est que vous avez, malgré vos handicaps parfois invisibles, de nombreuses nouvelles qualités ! Vous êtes tenace, courageux, patient... des qualités que la maladie vous a données ou qu'elle a renforcées, et qui sont de très belles qualités !

Ensuite, il y a des dispositifs qui permettent de ne pas reprendre à temps plein, de même que vous n'étiez peut-être pas à temps plein pendant vos traitements. C'est le mi-temps thérapeutique, qui peut être organisé avec votre entreprise et la médecine du travail.

Enfin, il y a plusieurs étapes à suivre si vous avez été arrêté complètement et si vous reprenez le travail en rémission. Le tout est de bien anticiper : vous pouvez ainsi demander une visite de préreprise avec le médecin du travail pour valider votre retour, dans quelles conditions (et donc si vous pouvez demander un temps partiel thérapeutique), etc. Pensez à vous y prendre bien à l'avance pour ce rendez-vous, afin de pouvoir y aller tranquillement et mettre en place les aménagements nécessaires avec lui sans vous précipiter.
Il est aussi possible de faire un essai encadré pendant deux semaines, pour vérifier que les aménagements de votre poste vous conviennent et même pour essayer un autre poste si cela est possible.

Et puis, n'oubliez jamais que vous êtes désormais votre priorité, que vous êtes plus important que tout le reste et que si vous ne vous sentez plus à l'aise dans votre travail, vous pouvez choisir d'en chercher un autre. Certes, cela n'est pas toujours évident, mais c'est une priorité pour que vous vous sentiez bien dans votre vie ! Vous avez le droit à une seconde chance, après ce que vous avez vécu.

De nombreux anciens malades décident de se reconvertir quand ils ne se sentent plus à l'aise dans leur poste. Ils écoutent leurs envies, leurs croyances limitantes disparaissent. Quand on a frôlé la mort, on ne veut plus perdre de temps !

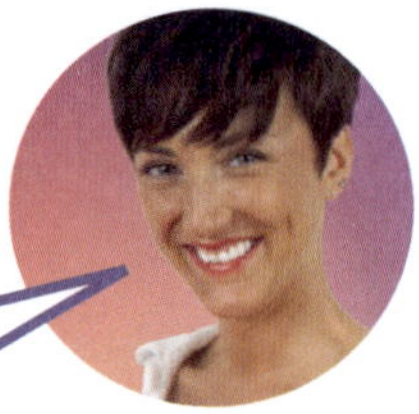

Les CONSEILS de Victorine

Reprendre le travail, c'est une étape hyper importante, qu'il faut préparer en amont :

- **si possible, et si vous avez été arrêté le temps de vos traitements, gardez le contact avec quelques collègues avec qui vous vous entendez bien. Cela va vous permettre de ne pas couper tout lien et de préparer votre retour, autour d'un déjeuner, par exemple ;**
- **envisagez le retour au travail comme une façon de vous remettre encore plus dans la vie ! C'est une opportunité de constater que vous êtes CAPABLE de reprendre. Cela fait du bien de retrouver une vie sociale, des collègues ;**
- **pensez toujours à vous en premier ! Si vous ne le sentez pas, prenez les devants et essayez soit de trouver des aménagements, soit de chercher un autre job. C'est une étape importante, mais vous pouvez le faire !**

Une entreprise qui ne vous accepte pas n'est pas « faite » pour vous. Le destin vous emmènera autre part.

Et puis, malheureusement, il y a des cas où les entreprises ne sont pas à l'écoute, et décident de ne pas vous garder ou vous « reprendre » quand vous sortez d'une maladie.

Après mon premier cancer, l'entreprise pour laquelle je travaillais très souvent n'a pas voulu me réembaucher comme animatrice de saison, malgré le fait que j'avais « assuré ». C'est au cours de l'un de mes séjours que mes sutures ont lâché et que j'ai été transportée d'urgence à l'hôpital. Personne n'est venu ou ne m'a appelé. Personne n'a pris de mes nouvelles. Et quand je suis venue poser des questions, le chef m'a dit que les gens qui travaillaient avec moi s'en fichaient et qu'il allait me blacklister dans le groupe. J'ai compris que j'avais failli me tuer au travail pour ça... Cela m'a fait réagir : désormais, je suis MA priorité.

Lorsque votre entreprise s'arrange pour vous licencier, c'est très difficile, car le cancer devient une punition. Non seulement on a dû le traverser, mais il nous « poursuit » ensuite...

Mais gardez toujours en tête que le destin fait bien les choses. Et quand vous n'avez pas conscience que vous avez pris la mauvaise décision, il se charge toujours de prendre la meilleure pour vous. Sur le moment, c'est difficile parce que l'on n'a pas choisi et que l'on se sent inconfortable à cause de la perte de repères, mais c'est quand vous retrouverez un nouvel emploi qui vous correspond plus que vous vous direz : « Heureusement qu'ils m'ont lâché, car aujourd'hui, je suis épanoui dans mon travail avec des personnes qui m'acceptent tel que je suis. »

les DISPOSITIFS qui peuvent vous aider

- **À l'Institut Curie, les Ateliers d'éducation thérapeutiques :** pour aider les patients à envisager leur retour au travail, grâce à des ateliers collectifs en visio (utep@curie.fr).

- **L'association RoseUp** propose à toutes les patientes d'être accompagnées en présentiel à Paris et Bordeaux ou en visio ailleurs en France, pour le retour au travail mais aussi la reconversion (contact.maisonroseup.paris@rose-up.fr).

- **L'association La Niaque** propose des coachings de retour à l'emploi, individuellement ou en collectif, pendant 9 à 12 mois pour les salariés mais aussi les indépendants, les demandeurs d'emploi, les professions libérales... (La-niaque.org).

- **La Ligue contre le cancer** propose des accompagnements individuels avec des coachs professionnels, grâce à plusieurs séances en présentiel ou en distanciel. Des ateliers collectifs sont aussi organisés (info : coachingemploi75@ligue-cancer.net).

- Pour les indépendants, non-salariés : **l'association CAIRE75** propose aux indépendants de l'information et de l'accompagnement dans leurs démarches et leurs parcours professionnels (caire75@federationcaire.org).

FOCUS
Se reconvertir

Quand il s'agit de reprendre une activité en rémission, il arrive que vous n'ayez pas du tout envie de revenir à votre ancien poste, ou en tout cas pas de façon pérenne. En effet, après la maladie, bien souvent, on a de nouvelles priorités. Notre point de vue sur la vie, et souvent sur le travail, a changé ! Nous ne voulons plus passer des heures à pratiquer une activité professionnelle qui ne nous convient pas totalement, qui ne nous épanouit pas, qui n'est pas parfaitement faite pour nous !

Parfois, c'est compliqué, voire impossible de changer, pour plein de raisons personnelles et même professionnelles : le marché du travail est très bouché, on craint de ne pas y arriver…

Mais d'autres fois, on se lance, et on décide de se reconvertir pour exercer un métier qui nous fait vraiment vibrer et qui a du sens.

• COMPTER SUR DE NOUVELLES QUALITÉS HUMAINES ! •

Quand on sort de la maladie et que l'on entre en rémission, il est courant de se poser mille questions par rapport à son travail, notamment si on a dû s'arrêter pendant que l'on était malade : est-ce que je vais toujours savoir le faire ? Est-ce que j'ai les qualités pour y arriver. Et quand on envisage de changer de travail, on peut ajouter : est-ce qu'une nouvelle entreprise voudra bien me faire confiance ?

J'aime bien raconter l'histoire de l'une de mes amies qui donne de l'espoir et qui est très positive. Après sa maladie, elle n'a pas voulu reprendre son ancien travail et elle a bénéficié du chômage. Elle était très stressée, ne savait pas quoi faire : trop fatiguée pour exercer un métier où l'on doit rester debout, elle n'avait pas non plus envie de rester derrière un bureau… Elle voulait voyager, mais elle n'avait pas fait les études pour ce genre de poste. Cependant, avant de tomber malade, elle avait beaucoup voyagé, avait été sur le terrain… Elle avait tout à valoriser, il fallait qu'elle tente. Même sans les diplômes. Elle a tenté ! Elle était hyperstressée, se posait mille questions : fallait-il dire la vérité sur sa maladie ? Expliquer le « trou » dans son CV ? Je lui ai conseillé de dire la vérité, de parler de ce qu'elle avait vécu. En tant que patron, on aime l'honnêteté, la motivation… Et puis, n'oubliez jamais que vous avez développé de nombreuses qualités pendant votre maladie ! Sans compter que c'est donnant-donnant : le travail prend beaucoup de place dans une vie, il faut que votre patron soit emballé par votre candidature mais vous aussi, vous devez être emballé par l'entreprise !
Finalement, mon amie a passé un entretien avec une agence de voyages. Et tout s'est super bien passé ! Elle s'est sentie bien accueillie, la patronne a compris ce qu'elle avait vécu… Et aujourd'hui, elle fait ce qu'elle adore !

QUAND LES ENVIES VIENNENT DU CŒUR, ÇA FONCTIONNE !

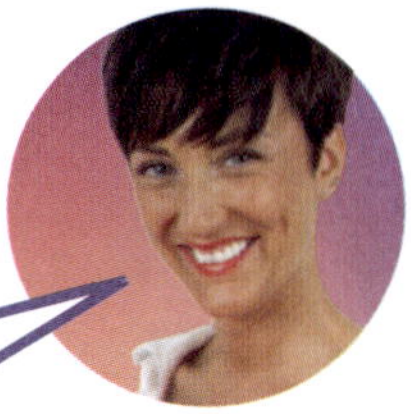

Les CONSEILS de Victorine

Si vous décidez de vous reconvertir, vous pouvez contacter votre Sécurité sociale, qui peut vous aider à garder des indemnités journalières tout en vous formant. Prenez rendez-vous avec une assistante sociale pour savoir quelles sont vos possibilités (numéro unique d'AMELI : 3646). N'hésitez pas non plus à vous renseigner auprès des organismes cités p. 128), dont certains proposent un accompagnement pour les reconversions professionnelles.

Ayez confiance en vous, boostez-vous malgré les doutes qui peuvent vous assaillir. Non, le cancer ne vous a pas enlevé des compétences, il vous a donné de la force, du courage, de la patience, de la niaque, de la constance, autant de qualités qui comptent quand on cherche un nouveau travail.
En plus de cela, si vous décidez de vous reconvertir, c'est pour aller vers un métier qui vous tient à cœur, qui a une vraie signification pour vous. Cette motivation, cette envie, mettez-la au service de votre recherche ! Mettez en avant votre passion !

• DONNER DU SENS •

En changeant de métier, vous aurez sans doute envie d'y mettre du sens, de travailler pour apporter quelque chose, aux autres, mais aussi, et d'abord, à vous ! L'une de mes amies, Édith, est ainsi devenue aidante professionnelle, afin de pouvoir mettre au service des malades tout ce qu'elle a pu traverser, son vécu médical (son témoignage est p. 134).

De mon côté, mon parcours est particulier. Avant la maladie, j'ai dû cesser mon activité de soins énergétiques. J'ai commencé à créer des vidéos pendant que je recevais mes traitements, et cela a très bien fonctionné. J'ai trouvé l'agence de créateurs de contenu qui me représente actuellement alors que je faisais mes séances de rayons... Tout s'est enchaîné très vite. Après mes traitements, j'ai essayé de nouveau de faire des saisons d'animation, parce que j'adore ce métier et aussi parce qu'avec le travail sur les réseaux, on est toujours chez soi, sans voir personne.
J'ai demandé à partir deux mois. J'ai joué la carte de l'honnêteté, en parlant de ma maladie. J'ai dit que je ne pouvais plus tenir le même rythme. J'appréhendais les horaires, la fatigue... Je venais en tant que renfort. Finalement, quand je suis arrivée, je me suis retrouvée toute seule à gérer les vacanciers adultes ! Je n'en pouvais plus, j'ai menacé de partir. Je faisais tout cela par plaisir et je me suis retrouvée dans une situation très difficile. J'étais épuisée. Même si cette expérience m'a fait du bien, que je me suis rendu compte que j'étais capable de tenir, de travailler, j'ai eu envie de faire autre chose.

Beaucoup des personnes en rémission que j'ai rencontrées, mais aussi des amies, ont décidé de changer de métier. Même si c'est pour gagner moins, elles préfèrent pratiquer une activité qui leur fait du bien, au cœur et à la tête. Art, aide, métier paramédical... les choix se tournent souvent vers des domaines qui font sens, qui sont une passion depuis longtemps ou qui permettent de donner aux autres, de les aider.

Pour ma part, j'ai le sentiment que j'aide moins que pendant ma maladie. Aujourd'hui, j'ai le besoin et l'envie d'aider les gens plutôt que de les divertir. Certes, je parle de l'après-cancer, mais je pense qu'après « l'après-cancer » il est temps de choisir une nouvelle tournure, plus profonde. Je n'aime pas rester statique. L'influence pour l'influence, je n'aime pas forcément.

J'ai le désir de faire autre chose, d'aider autrement. Pourquoi pas en partant à l'étranger pour aider des enfants, moi qui ne peux pas en avoir...

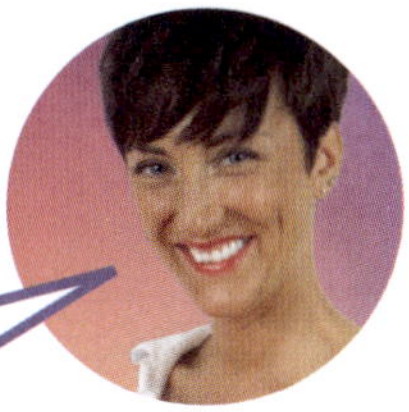

Les CONSEILS de Victorine

Pensez à vous ! Vous êtes votre priorité !
Si vous avez envie de changer, écoutez-vous et prenez le temps qu'il faut pour y arriver.
Si vous n'avez pas envie de changer, si vous avez peur, n'avez pas la possibilité de prendre un autre poste, que vous ne pouvez pas vous permettre d'avoir un salaire moins important, c'est OK aussi.
Il n'y a pas de bon ou de mauvais choix, seulement des décisions que vous devez prendre pour VOUS !
Et si vous restez dans votre job actuel, essayez de faire une activité qui vous épanouit à côté, que ce soit un loisir artistique ou l'engagement dans une association en tant que bénévole si cela vous semble important. Ces choix vous appartiennent et doivent être alignés avec ce que vous êtes.

ÉDITH DESMARAIS

patiente-partenaire, créatrice de Boop Project et maman de Mme Boobs !

Lorsque je suis tombée malade, je travaillais dans la mode, chez Chanel. J'avais le double statut d'intérimaire et de travailleur indépendant. N'étant pas en CDI, j'avais peur de perdre mon emploi. C'est pour cela que je ne voulais pas parler de la maladie au travail. D'autant plus que quelques mois avant l'annonce du cancer, j'avais eu un entretien avec ma cheffe sur un autre sujet, et elle m'avait dit : « Si les intérimaires, ça ne fonctionne pas, on les change ! »

Je me suis arrêtée seulement pendant 6 mois et j'ai dû reprendre le travail alors que j'étais en chimio, car mes revenus avaient baissé de moitié et les indemnités journalières ne me suffisaient pas pour vivre. Être malade et en situation de précarité, c'est la double peine. Au moment de la reprise, je ne pouvais pas bénéficier d'un mi-temps thérapeutique, car je ne faisais pas partie des effectifs de l'entreprise. J'étais salariée d'un prestataire. J'ai donc repris à temps plein, sans traitement de faveur !
Mon entreprise a toutefois accepté que je prenne un jour d'absence pour me soigner. Le mercredi, pour moi, c'était chimio ! Je revenais le lendemain affaiblie et je devais récupérer mes heures d'absence les autres jours. Un rythme très difficile à suivre, à cause de la fatigue liée aux traitements.

J'ai aussi fait ma radiothérapie en travaillant, pendant un mois à raison de cinq jours par semaine. J'allais à l'hôpital dès 8 h et j'étais au travail à 9 h. Pour des salariés ou des fonctionnaires, c'est un peu plus simple, car ils ont une sécurité d'emploi. Certaines entreprises proposent une prévoyance, avec un maintien de salaire (hors prime). Au moment de la reprise, le médecin du travail peut organiser avec l'employeur un aménagement de poste. Pour les indépendants, ou les intérimaires, c'est très compliqué. Les patients ont des prises en charges différentes en fonction de leur statut (salariés d'une PME ou d'une grande entreprise, salarié multi-employeurs, intermittents du spectacle, travailleurs indépendants, chômeurs...).

Il y a quand même eu du bon à reprendre tôt le travail. En effet, les études montrent que plus les malades anticipent la reprise, mieux celle-ci se passe. Si on attend trop, les angoisses arrivent et c'est plus compliqué. Quand j'ai repris, un défilé était en préparation. Le jour du défilé correspondait à mon dernier traitement de chimio. J'ai travaillé et établi un compte à rebours. Quand je suis arrivée à la fin, cela a été comme une fête !

Le moment de la reprise est très important. Je n'avais pas dit à mes collègues que j'avais un cancer, ils l'ont appris par hasard. Mais ça m'a aidée finalement. J'ai reçu un énorme bouquet de fleurs et une collègue, qui était au courant de ma maladie, a aussi organisé, avec mon accord, un petit déjeuner d'équipe pour que je puisse les revoir avec ma nouvelle apparence.
J'avais très peur de revoir mes collègues, sans compter que je souffrais de troubles cognitifs appelés « chemobrain » ou « oncobrain ». Cela est lié à la toxicité des traitements de chimio, avec pour conséquence des pertes de mémoire et un effet tête en l'air très prononcé. Couplé au stress de la reprise, j'avais peur d'oublier des choses. En arrivant, je ne me souvenais d'ailleurs plus de l'étage de mon bureau, de l'endroit où étaient les toilettes... J'avais peur du jugement, du regard des autres...
Finalement, quand je suis arrivée, tout s'est bien passé, il y a eu quelques commentaires maladroits... mais il y en a toujours.

À l'annonce du cancer, j'ai trouvé la communication autour de la maladie très anxiogène. Je suis allée sur Internet et je n'ai trouvé que des témoignages de patients qui m'ont fait redoubler d'angoisse. De plus, les vidéos de soignants me semblaient difficiles d'accès. C'est ce qui m'a motivée pour me reconvertir. J'ai commencé ma reconversion en même temps que mon travail, mais au bout de quelques mois, j'ai dû arrêter de bosser, car je ne pouvais pas mener de front les deux. Les traitements du cancer peuvent laisser des séquelles, dont une fatigue chronique.

Je me suis donc formée au métier de la communication digitale dans une école de journalisme, puis au partenariat patient, à l'Université des patients, qui fait partie de la faculté de médecine Sorbonne, à Paris. L'intitulé du diplôme est « patient-référent en cancérologie ». Je suis aussi réferente en Éducation thérapeutique du patient (ETP).
En amont de ma formation, j'ai créé l'association Boop Project, qui a pour but de communiquer de façon positive à propos du cancer. Pour le mémoire de mon diplôme universitaire (DU), j'ai écrit deux livres mettant en scène Mme Boobs et Mister Ouille, deux personnages que j'ai créés pour faciliter l'échange entre parents et enfant autour de la maladie. Le personnage de Mme Boobs m'aide dans mon parcours de rétablissement. Quand je n'arrive pas à m'exprimer sur certains sujets, c'est elle qui parle à ma place en BD.
Pour valider mon DU, j'ai effectué un stage à l'Institut Gustave Roussy. C'est l'établissement où je suis suivie et où j'ai rencontré Victorine. Pour remercier mes soignants, et pour valoriser leur travail et faire connaître les ressources aux patients, je réalise aussi des vidéos pour Boop Project. Ce qui me passionne, c'est de rendre accessible l'information pour tout type de public.

Aujourd'hui, je travaille au sein de l'APHP, pour le groupe hospitalier Paris-Seine-Saint-Denis et également à l'Institut Curie, avec

Wecare@Work. Je pilote le projet AVIPROCan (Améliorer la vie professionnelle pour les patients qui vivent avec un cancer). J'accompagne et sensibilise soignants et patients.
Côté soignants, l'enjeu est d'améliorer les pratiques, repérer les patients en difficulté, pour mieux les orienter vers le service social. Il faut faire un travail de fourmi, aller aux devants des soignants pour en parler.
Côté patients, l'enjeu est de proposer des ressources pour sécuriser leur situation. J'ai écrit une brochure « Cancer & Emploi » distribuée dans le livret d'accueil et qui est téléchargeable sur le site de l'Institut Curie. On y trouve les ressources comme la RQTH (reconnaissance en qualité de travailleur handicapé), les aides financières ponctuelles et les coachings gratuits qui peuvent aider à accompagner la reprise. Je coanime aussi avec une assistante sociale des rencontres « les mercredis de l'emploi ». On débat de différentes thématiques liées au travail, on rassure, on donne des conseils et, parfois, l'aide va beaucoup plus loin.
Le métier de patient partenaire est vraiment un métier à part. Il libère la parole, et la facilite. Il représente l'espoir pour les malades ! Entre nous, on est comme une famille. On sait que l'autre sait...

Aujourd'hui, avec mes différentes activités, je travaille plus qu'à temps plein. Mais il m'a été difficile de trouver ce premier travail à l'APHP ! J'étais devenue junior, débutante, malgré mon expérience dans la mode. Et il faut du temps afin de pouvoir (re)commencer. J'ai mis un an pour trouver !
Quand je me suis formée, j'avais un an de chômage devant moi. C'est peu finalement... J'ai fini par être assez paniquée. La reconversion a été plus compliquée que prévu, car il y a peu de postes de patient-partenaire en France, ils se comptent sur les doigts de la main ! C'est un nouveau métier, qui existe beaucoup au Québec, peu encore en France.

Pour trouver un travail, j'ai bénéficié de plusieurs accompagnements. Notamment les Jobs Meeting de Cancer@Work, où j'ai appris à justifier la « période blanche » dans mon CV. Les patients se questionnent beaucoup sur ce qu'il faut dire ou non de la maladie... Moi, j'ai choisi d'assumer, mais d'autres craignent d'être discriminés. Pourtant, la maladie nous fait développer des compétences qui sont transposables dans le milieu professionnel (*softskills*) : la patience, la qualité d'écoute, l'empathie, la résilience, la faculté de déléguer... Mais la maladie peut faire peur aux entreprises.

Cependant, ce n'est pas forcément pénalisant pour une entreprise d'embaucher un salarié en situation de handicap, car elles ont un quota de salariés avec le statut RQTH à embaucher. Cela leur permet de bénéficier d'aides. Les actifs touchés par une maladie, comme le cancer, peuvent obtenir la RQTH. Cette reconnaissance est délivrée par la MDPH (Maison départementale des personnes handicapées). Avec ce statut, il est possible de bénéficier d'un aménagement du poste de travail dans l'entreprise. Pareil pour les travailleurs indépendants qui peuvent obtenir une subvention pour aménager leur bureau à la maison... mais on le sait peu !

Après le job dating, j'ai connu par Pôle emploi (désormais France Travail) le Club Emploi Cadre (CEC) : trois retraités anciens « businessmen », que j'appelle affectueusement les tontons flingueurs. Cet accompagnement s'organise autour d'une réunion hebdomadaire avec 7 ou 8 autres demandeurs d'emploi, tous cadres. L'idée est d'optimiser son CV et les lettres de motivation, jusqu'à la préparation d'un entretien, en passant par l'activation du réseau. J'ai trouvé du travail comme cela d'ailleurs, grâce au réseau !

CONCLUSION

Il m'est difficile d'écrire une conclusion sur un chapitre qui commence. En effet, après cette période difficile qu'est la rémission, il sera temps de prendre votre envol !

C'est comme ça que j'aime voir les choses : avant la maladie, j'étais une simple chenille qui traînait sur le sol pensant qu'elle ne pourrait jamais voler. Enfermée dans ma chrysalide pendant les traitements, et jeune papillon en rémission. Mais... Saviez-vous qu'une fois métamorphosé, le papillon attend que les conditions d'ensoleillement et d'humidité lui soient favorables pour sortir ? C'est ce que l'on appelle l'« émergence » (notre rémission à nous).
Le squelette externe se déchire une dernière fois. Le papillon inspire de grandes bouffées d'air et, avec courage, il sort la tête, les pattes puis les ailes. Dans le silence, il est tout à fait possible d'entendre les craquements de la chrysalide.
Les ailes sont chiffonnées. Pour les déployer, le papillon devra encore faire quelques efforts afin de les gonfler d'air puis d'y injecter du sang pour durcir les nervures. Ce n'est pas une tâche facile. Mais surtout, il va devoir patienter... car les ailes doivent sécher pendant 1 à 5 heures avant que le papillon prenne son envol !

Avez-vous compris ce que j'essaie de vous dire ? Devenir papillon n'est pas chose facile et s'envoler prend encore du temps et de la préparation. C'est le principe de tout ce processus qu'est la rémission.
Vous avez désormais, dans ce livre, toutes les clés pour prendre votre envol.
Parce que, oui, il est possible de voler, de ne plus jamais penser comme cette chenille qui imaginait ne jamais atteindre les étoiles.
Aujourd'hui, tous vos efforts sont récompensés : vous avez lutté, vous vous êtes battus, vous avez accepté, vous parvenez à avancer, vous réapprenez, vous vous écoutez, et surtout, si vous avez choisi de lire ce livre, c'est que vous avez pris les choses en main pour prendre soin de vous et apprendre, enfin, à véritablement vous aimer.

Il ne reste plus qu'à vous envoler pour atteindre votre nouvelle perception de la vie. Et je vous promets que tout est différent vu d'en haut, les problèmes sont moins gros, les perspectives d'avenir sont plus grandes... Il est temps de profiter comme vous n'avez jamais osé espérer le faire.

« Ce que la chenille appelle la mort, le papillon l'appelle renaissance. »

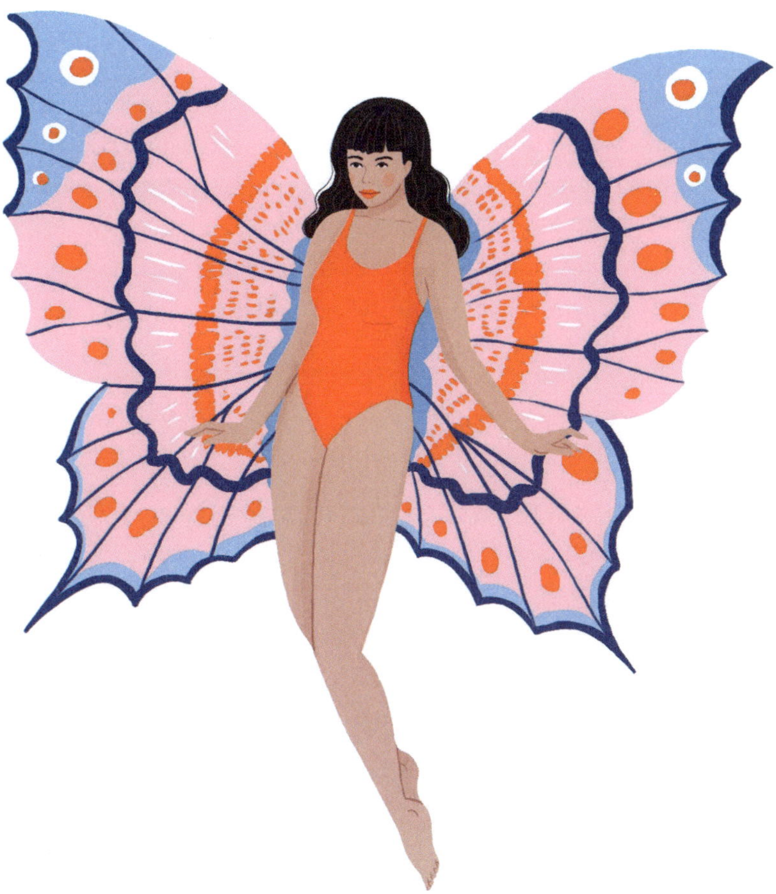

ANNEXES

– BIBLIOGRAPHIE –

Albertini Harmony, *Bordel, soyons libres !*, Larousse, 2024.
Boyer Victorine, *Je suis*, Stone Marten, 2023.
De La Baume Laurence, *La Contagion du cœur*, Massot éditions, 2021.
Dr Chopra Deepak, *Les Sept Lois spirituelles du vrai bonheur*, éditions Trédaniel, 2011.
Giordano Raphaëlle, *Ta deuxième vie commence quand tu comprends que tu n'en as qu'une*, Eyrolles, 2018.
Gounelle Laurent, *L'homme qui voulait être heureux*, Anne Carrière, 2008.
Kishimi Ichiro et Koga Fumitake, *Avoir le courage de ne pas être aimé*, éditions Trédaniel, 2018.

– FILMS –

Les Vivants, france.tv, 2024.

– PODCAST –

My Boob story, de Sophie Hoffmann

– SITES INTERNET –

Sites officiels :
www.ligue-cancer.net
www.rose-up.fr
www.cramif.fr : la CRAMIF fait partie de la Sécurité sociale, elle a été créée pour éviter la désinsertion professionnelle. Pour salariés et indépendants.

Associations bienveillantes :
www.boopproject.com : association qui communique de façon positive autour du cancer.
www.gangdescranesrases.fr

Comptes Instagram qui font du bien :

@lepetitmondedecaroline
@holiatma
@justinaccessible
@gevaux_jade
@taddaa.co
@cultivetapaix
@polonaamy
@harmonyalbertini

Facebook

Après cancers : association qui réunit des anciens malades et leurs accompagnants pour échanger, trouver du soutien, de l'aide, de l'écoute.

Annuaire socio-esthéticiennes :

www.fnsefrance.fr
www.cosesocioesthetique.com

Hypnothérapeute de Victorine :

Laurence Pari
12, rue d'Ogny
89500 Cornant
06 63 49 17 35
Présentiel et en visio
www.hypnosesens.fr
https://www.instagram.com/laurence_pari_alchimie
https://www.facebook.com/laurenceparihypnotherapeute

Coach et entraîneur cérébral de Victorine :

www.brainconnection.fr

Dispositifs pour la reprise du travail/la reconversion professionnelle, les contacts :

Institut Curie : utep@curie.fr
Association RoseUp : contact.maisonroseup.paris@rose-up.fr
Association La Niaque : La-niaque.org
Ligue contre le cancer : coachingemploi75@ligue-cancer.net
Association CAIRE75 : caire75@federationcaire.org
We care at work : www.wecareatwork.com

REMERCIEMENTS

Je souhaiterais remercier en premier lieu ma famille.
Mes parents, Richard et Brigitte, qui ont été d'un soutien inéluctable pendant ces épreuves de la vie, et aussi mes frère et sœurs Marcellin, Marie et Charlène ainsi que leurs conjoints, Cédric, Jérôme, Angèle et leurs enfants Roman, Malo, Alice et Lucie.
Oui, nous sommes une grande famille, mais je tenais à mettre tous les prénoms, car chaque personne de cette famille m'a soutenue à sa manière et si ce livre est publié, c'est parce que leur soutien m'a donné l'envie de continuer à vivre. Sans eux, je ne serais pas là aujourd'hui.

Merci également à mes amis de l'avant et de l'après. Pour avoir compris mon changement et continué à m'accepter pendant mon évolution.

Merci à l'agence Bravo Martine, et plus particulièrement à Charlène et Stephan qui sont des agents en or, et qui voient qu'au-delà du travail, il y a un être humain avec une histoire difficile, une fragilité et des séquelles encore bien présentes.
Faire partie d'une agence engagée et humaine était important pour moi. Merci de me suivre dans tous mes projets et de suivre mon rythme.

Merci à tous les « copinoux » qui me suivent dans mon quotidien sur mes réseaux sociaux. Tout ça n'aurait pas été possible sans vous. Vous me donnez la force chaque jour de me dépasser et de tenter des choses que je n'aurais jamais imaginées.

Merci à Stone Marten qui m'a aidé à écrire mon premier livre *Je suis* retraçant ma vie chaotique mais non sans humour. C'est grâce à ce premier livre autobiographique, qui m'a lancé dans le monde de l'écriture, que j'ai accepté d'en écrire un second sur l'après.

Je remercie la maison d'éditions Mango qui m'a laissé l'opportunité d'écrire ce nouveau livre, afin de parler de la rémission, sujet important mais pas encore assez visible à mon goût.

Je tenais à remercier également Amélie Poggi qui m'a aidé à écrire ce second ouvrage avec la plus grande bienveillance qui soit.

Et enfin, je tenais à remercier l'Univers : merci pour ces expériences de vie, certes difficiles, mais qui m'en apprennent davantage sur moi-même, qui m'ont permis de grandir et de mieux comprendre comment je fonctionnais.
Aujourd'hui, je me sens plus heureuse et épanouie que jamais, je n'ai plus peur, car cette nouvelle façon de penser m'a ôté tous mes doutes. J'apprends à avoir confiance en moi, à m'aimer. Grâce à tout ça, je suis en paix.

Gratitude infinie à moi-même, d'avoir tant évolué.

LEXIQUE

Alopécie : la chute totale ou partielle des cheveux et des poils, elle peut être causée par les traitements contre le cancer. Les cheveux repoussent généralement après l'arrêt des traitements.

Cancer : une tumeur maligne causée par un amas anormal de cellules.

Chimiothérapie : un traitement permettant d'affaiblir, et de tuer, les cellules cancéreuses grâce à des substances chimiques.

Diagnostic : l'identification d'un état de santé, d'une maladie en fonction des symptômes du malade.

Essai thérapeutique : une étude permettant de tester un nouveau traitement, dispositif médical ou médicament.

Guérison : la disparition complète et définitive de la maladie. Dans le cas d'un cancer, la guérison n'est confirmée qu'après une durée précise qui varie en fonction du type de cancer.

Hormonothérapie : un traitement visant à diminuer ou empêcher la production d'une hormone influençant la croissance d'un cancer.

IRM : imagerie par résonance magnétique.

Métastases : se forment lorsque des cellules cancéreuses se détachent d'un cancer, dit initial, et se développent sur un autre organe.

Oncologie : l'étude du cancer, des tumeurs malignes.

PAC ou Port-a-Cath : un petit boîtier positionné sous la peau et relié à un cathéter, dont l'extrémité se situe dans la veine cave, à l'entrée du cœur. Il permet d'injecter des traitements par voie intraveineuse.

Radiothérapie : permet d'affaiblir, et de détruire, les cellules cancéreuses grâce à des rayonnements ionisants.

Récidive : la réapparition d'une maladie, on peut également parler de rechute.

Rémission : période caractérisée par la disparition d'une maladie. Dans le cas d'un cancer, elle précède la guérison et s'étend en moyenne sur une période de cinq ans.

Stade : le degré d'évolution d'un cancer. Il dépend notamment de la présence, ou non, de métastase et de la taille de la tumeur.

Syndrome de stress post-traumatique (SSPT) : trouble anxieux pouvant apparaître à la suite d'un événement traumatisant.

Tumeur bénigne : une tumeur non cancéreuse, à l'opposé d'une tumeur maligne.

Tumeur maligne : une tumeur cancéreuse, à l'opposé d'une tumeur bénigne.

Direction : Guillaume Pô
Direction éditoriale : Tatiana Delesalle
Édition : Audrey Di Santo et Emma Mauberret
Co-écriture : Amélie Poggi
Correction et relecture : Emmanuelle Fernandez
Direction artistique : Sylvaine Beck
Illustrations : Maja Tomljanovic
Mise en pages : Marie Puech
Direction de fabrication : Thierry Dubus
Suivi de fabrication : Florence Bellot

www.mangoeditions.com

Dépôt légal : octobre 2024
1re édition

ISBN : 9782317032523
MDS : MN32523

Retrouvez-nous également sur Instagram et Facebook :
@mangoeditions

Si ce livre vous a parlé, sachez que je donne aussi quelques conseils en format vidéo sur les réseaux sociaux. Vous pourrez également retrouver mes moments de vie, de doute et de joie ! En toute humilité et authenticité.

Vous pouvez me retrouver sur Instagram et TikTok : @Victoriiineee

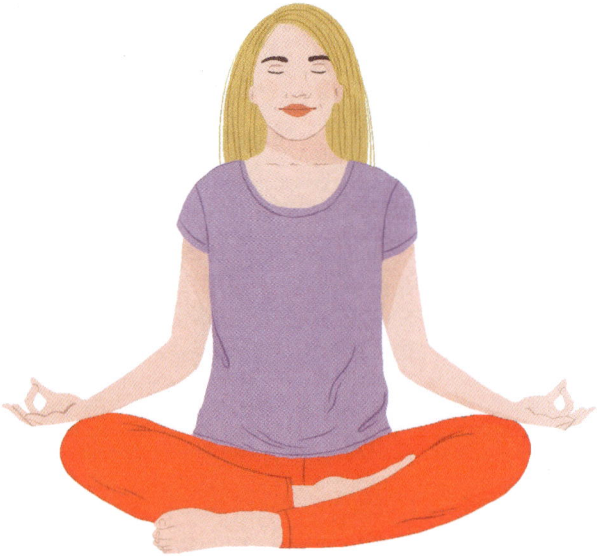

Achevé d'imprimer en septembre 2024 par Graphycems en Espagne
N° d'édition : 24L1066

MIXTE
Papier | Pour une gestion forestière responsable
FSC® C007507

Ce livre s'inscrit dans une démarche écoresponsable. Il est composé de matériaux issus de forêts bien gérées, certifiées FSC® et d'autres sources contrôlées. Cette certification garantit une empreinte carbone réduite et une gestion raisonnée de la forêt, qui maintient la biodiversité et protège les écosystèmes. Il est imprimé avec des encres à base d'huile végétale. Il a été imaginé et conçu en France, et imprimé en Europe.